Yoania Hernández Arguelles
Greta Madruga García
Marilyn Contreras Tristá

Enfermedad periodontal crónica y enfermedades osteoarticulares

Yoania Hernández Arguelles
Greta Madruga García
Marilyn Contreras Tristá

Enfermedad periodontal crónica y enfermedades osteoarticulares

Comportamiento en el Adulto Mayor

Editorial Académica Española

Imprint
Any brand names and product names mentioned in this book are subject to trademark, brand or patent protection and are trademarks or registered trademarks of their respective holders. The use of brand names, product names, common names, trade names, product descriptions etc. even without a particular marking in this work is in no way to be construed to mean that such names may be regarded as unrestricted in respect of trademark and brand protection legislation and could thus be used by anyone.

Cover image: www.ingimage.com

Publisher:
Editorial Académica Española
is a trademark of
Dodo Books Indian Ocean Ltd. and OmniScriptum S.R.L publishing group

120 High Road, East Finchley, London, N2 9ED, United Kingdom
Str. Armeneasca 28/1, office 1, Chisinau MD-2012, Republic of Moldova, Europe
Printed at: see last page
ISBN: 978-613-9-44153-2

Título:

**Enfermedad periodontal crónica y enfermedades osteoarticulares
Comportamiento en el Adulto Mayor**

Autoras:

Dra. Yoania Hernández Arguelles.

Especialista de Primer Grado en Estomatología General Integral

Dra. Greta Madruga García.

Especialista de Primer Grado en Estomatología General Integral. Profesora   Asistente

Lic. Marilyn Contreras Tristá

Licenciada en Atención Estomatológica. Profesora Asistente

2024

Resumen:

Introducción: La enfermedad periodontal crónica presenta una fuerte relación con las enfermedades sistémicas, profundizar en ello contribuye a mejorar la calidad de vida de los pacientes. **Objetivo general:** describir la relación existente entre la enfermedad periodontal crónica y las enfermedades osteoarticulares en el paciente adulto mayor. **Metodología:** Se realizó un estudio observacional descriptivo de corte transversal. La investigación tuvo lugar en el Servicio Estomatológico del Policlínico Nguyen Van Troi, en el período comprendido de enero del 2023 hasta mayo del 2024. La población estuvo constituida por todos los pacientes que presentaron enfermedades osteoarticulares artitis reumatoide y osteoporosis y enfermedad periodontal crónica, en las edades comprendidas de 51-70 años y que dieron su consentimiento informado de participar en el estudio. Para la obtención de la muestra se realizó un muestreo aleatorio simple quedando constituida por 32 pacientes. Se utilizaron las variables: edad, sexo, signos clínicos de la enfermedad periodontal crónica, pérdida ósea, movilidad dentaria, bolsas reales, factores de riesgo, enfermedad periodontal crónica y enfermedades osteoarticulares. **Resultados:** En nuestro estudio se observó que el grupo etario más afectado por las enfermedades osteoarticulares y periodontales fue el de 61- 65 años y el sexo más afectado fue el femenino. **Conclusiones:** Se evidenció la relación existente entre las enfermedades osteoarticulares y la presencia de la enfermedad periodontal crónica.

Palabras claves: enfermedades osteoarticulares, enfermedad periodontal crónica, relación.

Índice:

Introducción..*1*

Objetivos...*4*

Marco teórico...*5*

Diseño metodológico..*39*

Resultados...*44*

Discusión de los resultados...*56*

Conclusiones...*61*

Referencias Bibliográficas

Anexos

Introducción:

En los últimos años con el avance y actualización de la odontología y la importancia de la colaboración con otras ramas médicas, se ha podido estudiar los efectos de enfermedades sistémicas a nivel bucal. Hoy en día se sabe que la periodontitis tiene una influencia sobre la patogénesis de ciertas enfermedades sistémicas, y que puede aumentar el riesgo de presentarlas, lo cual ha dado lugar a la aparición y desarrollo de la Medicina Periodontal. [1]

La enfermedad periodontal grave, que afecta los tejidos que rodean y sostienen el diente es la sexta enfermedad más encontrada en todo el mundo con una prevalencia general del 11,2% y afecta a alrededor de 743 millones de personas. [2,3,4]

En cuanto a la prevalencia de la enfermedad periodontal en Latinoamérica se arrojó, Gingivitis: Ecuador 22,4%, Cuba 16,7%, Perú 49,4%, Argentina 60%, Uruguay 44%, Venezuela 26,6%, Brasil 74%, México 45%, Chile 32,6%. En el caso de la Periodontitis: Ecuador 1,9%, Cuba 36,1%, Perú 17,3%, Argentina 26,4%, Uruguay 16%, Venezuela 15,67%, Brasil 15,3%, México 18%, Chile 30,1%. [5,6]

En Cuba, las enfermedades periodontales ocupan el segundo lugar entre los problemas de salud bucal, se presentan desde la niñez, incrementan su incidencia con la edad y constituyen la principal causa de pérdida dental después de los 35 años. Además, producen cambios estéticos, anatómicos y funcionales que afectan la integridad de los afectados. En el orden económico, las periodontopatías provocan afectaciones individuales y colectivas, así como un gasto importante de recursos humanos y materiales. [7,8]

Las enfermedades osteoarticulares comprenden más de 150 trastornos que afectan el sistema locomotor. Estas patologías ocupan el cuarto lugar en la morbilidad de los ancianos y corresponden al 10 % de las afecciones notificadas, después de las enfermedades oftalmológicas, las enfermedades de la boca y la de los dientes. [9,10]

Sobre el impacto y la prevalencia de las enfermedades reumáticas, la Sociedad Española de Reumatología, se estima que a nivel mundial esta patología afecta entre un 0,5 y un 0,8 % de la población son aproximadamente 1710 millones de personas en todo el mundo tienen trastornos musculoesqueléticos, es decir, aproximadamente a cinco personas por cada mil a nivel mundial. Los países de ingresos altos son los más afectados en cuanto al número de personas: 441 millones, seguidos de los países de la Región del Pacífico Occidental con 427 millones, y la Región de Asia Sudoriental, con 369 millones.[11,12]

En el caso de la artritis reumatoide siendo más frecuente en mujeres, en una proporción de 3 mujeres por cada hombre con una proporción 3:1. Recientemente se estimó una prevalencia global de dicha enfermedad del 0,46% con intervalo de confianza 95% 0,39-0,54. [13, 14,15]

Mientras que la osteoporosis afecta a unos 75 millones de personas en Europa, Estados Unidos y Japón. La prevalencia de esta enfermedad es de aproximadamente 21% de las mujeres entre 50 y 84 años poseen esta patología.[16]

En Cuba la prevalencia de osteoporosis es de un 10-30 % en las mujeres posmenopáusicas y un 6-10 % en el varón mayor de 50 años según se mida la masa ósea en uno o más lugares. El 18% de los casi 12 millones de cubanos tiene 60 y más años de edad, por lo que es de esperar que la osteoporosis se identifique como un problema de salud para los cubanos. Las provincias más envejecidas del país son Villa Clara y La Habana, con un índice de 17,4% y 17,1% respectivamente por lo que cabe destacar que es nuestra provincia un potencial para la prevalencia de estas enfermedades.[11, 17,18]

Los estomatólogos y médicos deben unirse para el manejo integral de los pacientes con enfermedades reumáticas que presentan algún grado de enfermedad periodontal, lo que, permitirá establecer mejores opciones terapéuticas y contribuir a mejorar la calidad de vida. [19]

El estomatólogo, en particular, puede evaluar y tratar precozmente el estado periodontal de los pacientes con estas patologías, lo que lo sitúa en la primera línea de prevención.

En nuestra provincia se realizaron estudios sobre esta temática que evidenciaron la posible relación entre la enfermedad periodontal y las enfermedades osteoarticulares,sin embargo, en el área de salud correspondiente al Policlínico Nguyen Van Troi de Cascajal no existen estudios precedentes sobre este tema. Además se detectó la existencia de un alto número de pacientes con enfermedades osteoarticulares y que el mayor por ciento de los mismos presentaron enfermedad periodontal crónica, por lo que se hace necesario el desarrollo de nuevas investigaciones.

Problema científico:

¿Existirá relación entre las enfermedades osteoarticulares y la aparición de la enfermedad periodontal crónica en los pacientes adultos mayores que acuden a consulta estomatológica del Policlínico Nguyen Van Troi en el período comprendido de enero de 2023 a mayo de 2024?

Objetivos:

<u>Objetivo General</u>:

Describir la relación entre la enfermedad periodontal crónica y las enfermedades osteoarticulares artritis reumatoide y osteoporosis en el paciente adulto mayor.

<u>Objetivos Específicos</u>:

1. Describir la muestra según edad y sexo.
2. Caracterizar las patologías según variables clínicas de interés.
3. Determinar los factores de riesgo comunes para las enfermedades osteoarticulares y la enfermedad periodontal crónica.
4. Establecer relación entre las enfermedades osteoarticulares y la enfermedad periodontal crónica en el paciente adulto mayor.

Marco teórico:

Para la Organización Mundial de la Salud (OMS), salud bucal va más allá de tener los dientes sanos; la OMS resalta que la salud bucal es una parte de la salud general esencial para el bienestar de las personas, e implica estar libre de dolor orofacial crónico, de cáncer de boca y faringe, de alteraciones en los tejidos blandos de la boca: lengua, encías y mucosa oral, de defectos congénitos como lesiones y fisuras del labio y/o paladar, y de otras enfermedades que afecten el complejo craneofacial. Desde otras aproximaciones más integrales como la salud colectiva brasileña aportan con la ayuda de las ciencias sociales elementos adicionales en la definición de salud bucal entendida esta como: Un conjunto de condiciones objetivas: biológicas y subjetivas: psicológicas, que posibilitan al ser humano realizar funciones como masticación, deglución, fonación; también por la dimensión estética inherente a la región anatómica, ejercer una adecuada autoestima y relacionarse socialmente sin inhibiciones. Esas condiciones deben corresponder a una ausencia de enfermedad activa en niveles tales que faciliten al individuo ejercer las mencionadas funciones de manera adecuada y le permitan sentirse bien, contribuyendo de esa manera para su salud general. [20]

Existen una serie de criterios propuestos para determinar si una condición puede ser considerada un problema de salud pública, estos son: la distribución y extensión de la condición; consecuencias severas en términos de impactos sociales, psicológicos y económicos sobre los individuos, comunidades y servicios de salud; si genera un costo económico considerable para los individuos y la sociedad; y si existen métodos efectivos disponibles para prevenir, curar y aliviar la enfermedad. Estos criterios se cumplen completamente en el caso de la enfermedad periodontal. Por consiguiente, la enfermedad oral representa en términos de la OMS, un gran desafío para la salud pública derivándose su importancia principalmente de la carga global de morbilidad, los costos relacionados con su tratamiento, siendo considerada la patología oral, la cuarta más costosa de tratar y de la posibilidad de aplicar medidas eficaces de prevención.[7]

Para la Organización Mundial de la Salud, la enfermedad periodontal, representa un problema de salud pública en países industrializados y cada vez más en el mundo en desarrollo, afecta la calidad de vida de quienes las sufren. La enfermedad periodontal más frecuente es la inmunoinflamatoria crónica. [15, 21, 22, 23]

Enfermedad periodontal

La enfermedad periodontal es una de las enfermedades más comunes que el profesional odontólogo puede encontrar en la cavidad bucal, son de origen multifactorial y vinculadas a factores de riesgo modificables y no modificables. La enfermedad periodontal se produce por la acumulación de microorganismos alrededor del diente con la estimulación del sistema inmune activando una masiva respuesta inmune innata y adaptativa.[24, 25] Existen unas 800 especies de bacterias en la cavidad bucal y se produce una compleja interacción entre la infección bacteriana y la respuesta del hospedero. Constituyen un grupo de alteraciones del periodonto, en su mayoría de origen infeccioso que ocasionan la destrucción progresiva del aparato de soporte dentario: pérdida del ligamento periodontal, destrucción ósea, formación de bolsas periodontales, recesiones gingivales y pérdida de dientes. [26, 27,28]

Su tipo más común a lo largo de los años ha sido la enfermedad inmunoinflamatoria crónica.

Etiología y patogenia de la enfermedad periodontal crónica:

El aumento de moléculas de superficie bacterianas, como lipopolisacáridos, estimula la síntesis de citoquinas y mediadores inflamatorios, que a la vez promueven la liberación de metaloproteinasas de la matriz. Estas enzimas tisulares participan en el remodelado de la matriz extracelular y la destrucción ósea. Recientes estudios han probado que estos efectos deletéreos no solo están limitados a la cavidad bucal, sino que afectan al organismo en general. [25]

El proceso inflamatorio comienza con la migración de fagocitos al sitio de lesión neutrófilos y macrófagos. Este proceso es promovido, al menos en parte, por el epitelio gingival que libera mediadores químicos como interleuquinas, prostaglandina E2 y factor de necrosis tumoral alfa, que reclutan los neutrófilos. [7]

La presencia de citoquinas proinflamatorias de los tejidos periodontales son las causantes de la inflamación gingival, cuando la respuesta inflamatoria aguda es insuficiente, estas citoquinas estimulan a los hepatocitos para que secreten proteínas de fase aguda, como la proteína C reactiva durante el proceso inflamatorio crónico sistémico, que constituye un biomarcador de inflamación no específica. [29]

Estas células fagocíticas expresan en su membrana plasmática receptores específicos que reconocen y se unen a moléculas de superficie en las bacterias, como los Toll-like receptors. Análogamente, las proteínas del sistema del complemento plasmático hacen a los patógenos más susceptibles a la acción de estos fagocitos. Esta respuesta inicial elimina los microbios, seguido por un eficiente aclaramiento de los detritus celulares tejido necrótico y neutrófilos apoptósicos por las células mononucleares, como monocitos y macrófagos. [7]

Con un eficiente sistema inmune no ocurre daño alrededor del diente y las bacterias son removidas. Sin embargo, cuando las bacterias siguen proliferando o si es deficiente la respuesta inmune, la inflamación periodontal aguda se vuelve crónica y se liberan mediadores adicionales. Estos eventos reclutan más células inmunes, como células T y monocitos. Entonces, el prolongado proceso inflamatorio induce reabsorción del hueso alveolar por los osteoclastos y degradación de las fibras del ligamento por metaloproteinasas de la matriz, así como la formación de tejido de granulación. [7, 25]

Formación de la Biopelícula:

La formación de la biopelícula se puede dividir en tres fases: formación de una película en la superficie dental, colonización inicial o primaria y colonización secundaria y maduración de la placa. De donde como resultado final se constituye la Placa Dentobacteriana ya madura. [7]

Especies mayormente asociadas a la gingivitis crónica:

Gram positivos: Streptococcus sanguis, Streptococcus mitis, Streptococcus intermedius, Streptococcus Oralis y Gram negativos: Fusobacterium Nucleatum, Prevotella intermedia,

Especies de: Haemophilus, Capnocytophaga y Campylobacter. [7]

Especies mayormente asociadas a la periodontitis crónica: altas concentraciones de espiroquetas y especies anaerobias y Gram negativas: Agregatibacter Actinomycetencomitans, Prevotella intermedia, Eikenella corrodens, Fusobacterium Nucleatum, Especies de Treponema y Eubacterium. [7]

Lesión inicial:

Se caracteriza por la acumulación de placa bacteriana, la placa dental aumenta el flujo sanguíneo, brechas entre las células endoteliales y los capilares, salida del líquido crevicular a la saliva, migración de polimorfonucleares por moléculas de adhesión, los linfocitos son retenidos y después se pierden. [30]

Fase temprana:

Se caracteriza por la acumulación de placa en la semana 1, vasodilatación por debajo del epitelio de unión, infiltrado leucocitario: linfocitos y polimorfonucleares, infiltrado inflamatorio 15% del tejido conectivo en volumen, destrucción de colágeno necesaria para desplazamiento de tejidos: proceso de espaciamiento, cambios inflamatorios detectables: semana 2.[30]

Lesión establecida:

Esta etapa se caracteriza clínicamente por obvias alteraciones gingivales de forma, color, textura superficial y tendencia hemorrágica, que llevan al diagnóstico de gingivitis crónica, moderada o severa. En el nivel microscópico se aprecia una reacción inflamatoria crónica intensa, en cuyo infiltrado predominan plasmocitos. Existe una mayor destrucción del colágeno que se refleja en la formación de bolsas periodontales. [30]

Lesión avanzada:

En esta se evidencia mayor profundidad de bolsa, migración apical del epitelio de unión, descenso apical de placa bacteriana, multiplicación microbiana en un nicho ecológico anaerobio, pérdida de hueso alveolar, pérdida de las fibras gingivales y periodontales, las células plasmáticas son el tipo celular más abundante en esta lesión.[30]

Factores de riesgo de la enfermedad periodontal crónica:

Hoy en día y tras numerosos estudios epidemiológicos se acepta la idea de la existencia de determinados factores de riesgo que modulan la susceptibilidad o resistencia del hospedero a padecer enfermedad periodontal, por lo tanto, en su desarrollo intervienen varias causas. El diagnóstico y la identificación de los factores de riesgo son indispensables para establecer un adecuado plan de tratamiento. La asociación de factores etiológicos locales, funcionales y sistémicos con las enfermedades periodontales puede variar en diferentes momentos durante la vida de una persona, de ello se deduce que la identificación oportuna de tales factores resulta fundamental para disminuir el estado de la enfermedad actual, impedir su inicio, detener su progreso, condición necesaria para determinar su inicio, avance y extensión.[31]

Actualmente se ha documentado suficientemente la existencia de 5 factores de riesgo para las periodontopatías inmunoinflamatorias crónicas:

La microbiota del surco.

El hábito de fumar.

La diabetes mellitus.

El estrés.

El factor genético.[7]

El análisis de los efectos de los factores de riesgo sobre la enfermedad periodontal es complejo, por la incidencia a lo largo de un prolongado período de varios factores, lo que puede incluir variables de confusión. Por otra parte, la asociación factor de riesgo-enfermedad no necesariamente es de causa efecto; es decir, pueden existir relaciones causales y no causales.[32]

Microbiota del surco gingival:

La biopelícula es de origen bacteriano altamente organizada en un nicho ecológico favorable para su crecimiento y desarrollo; la cual con el concurso de unos factores adicionales de origen local y sistémico ocasionan la contaminación y destrucción de los tejidos de soporte del diente epitelios, tejido conectivo, ligamento periodontal, hueso alveolar, cemento radicular. Cuando se presentan lesiones periodontales la microbiota normal muta a una microbiota patógena donde se evidencia un aumento significativo de Porphyromona gingivalis. Al mutar la microbiota se produce una interacción con las defensas del individuo, es en esta etapa en la que se produce la inflamación y enfermedad periodontal. [20, 29, 33,34]

El hábito de fumar:

Son similares los efectos negativos sobre los tejidos periodontales de fumar cigarrillos, tabacos, pipas o cannabis. Los fumadores tienen 3 veces mayor riesgo de presentar una forma severa de enfermedad periodontal que los no fumadores. El tabaco agrava la enfermedad periodontal al promover la invasión bacteriana patógena, inhibir las defensas inmunes, agravar la inflamación y aumentar la pérdida del hueso alveolar. El tabaco afecta la función y proliferación de las células periodontales, como fibroblastos periodontales y células de ligamentos periodontales e induce la apoptosis. Se demostró que el hábito de fumar interfiere con la homeostasis redox, altera los valores de antioxidantes e influye negativamente sobre la enfermedad periodontal. [32]

El cemento es sintetizado por cementoblastos durante la formación de la raíz dental y desempeña un papel esencial en el anclaje del diente al hueso alveolar. Los cementoblastos no solo funcionan como células de soporte del periodonto, sino en el mantenimiento, desarrollo y regeneración de los tejidos periodontales.[32]

La nicotina provoca destrucción del tejido periodontal de forma directa o a través de la interacción con otros factores. Un estudio sugiere que la nicotina inhibe la migración y proliferación de los cementoblastos e induce la síntesis de citoquinas y especies reactivas de oxígeno por estas células. [32]

Diabetes mellitus:

La diabetes mellitus tipo 2 es precedida por inflamación sistémica que provoca disminución de la función de las células beta del páncreas, apoptosis y resistencia a la insulina. La elevada inflamación sistémica provoca la entrada de organismos periodontales y sus factores de virulencia a la circulación, lo que proporciona evidencia de los efectos de la periodontitis sobre la diabetes.[32]

El mecanismo específico que conecta la diabetes con la enfermedad periodontal no se conoce bien. Se sugiere que la diabetes participa en la alteración de la comunidad bacteriana subgingival que favorece el crecimiento de patógenos. Además, los valores sistémicos de mediadores inflamatorios, como proteína C reactiva, TNF-α e IL-6, que se encuentran elevados en la enfermedad periodontal, pudieran ser un vínculo entre diabetes y periodontitis. Es probable que el estrés oxidativo sea un importante vínculo entre ambas enfermedades, por la activación de vías proinflamatorias comunes. [32]

Otro mecanismo podría ser las interacciones entre los productos de la glicosilación avanzada y sus receptores. La diabetes mellitus se asocia con destrucción del ligamento periodontal y caída de los dientes. [32]

Los líquidos gingivales y la saliva tienen mayores concentraciones de mediadores inflamatorios, como citoquinas, entre pacientes diabéticos con periodontitis, comparados con no diabéticos con enfermedad periodontal. [32]

Según European Federation of Periodontology y American Academy of Periodontology se identificó una relación respuesta-dosis entre la severidad de la enfermedad periodontal y las consecuencias adversas de la diabetes y que el tratamiento periodontal era beneficioso como medicación antidiabética. [32]

Estrés:

El estrés reduce las secreciones salivales y favorece la formación de la placa dental. Se ha observado una asociación positiva entre puntajes de estrés y marcadores de estrés salival: cortisol, endorfina beta y alfa amilasa, pérdida dentaria y profundidad de la sonda de 5-8 mm. [32]

Se indicó que el estrés se relaciona con el sistema inmune y diferentes cambios inmunológicos ocurren en respuesta a diferentes eventos estresantes. El estrés crónico provoca destrucción del periodonto en personas susceptibles. Sin embargo, la compleja naturaleza biológica del estrés limita la comprensión de cómo modula la salud periodontal, lo que se dificulta aún más por otros factores ambientales actuantes. [32]

Las personas deprimidas presentan una mayor concentración de cortisol en el líquido crevicular gingival y responden peor al tratamiento periodontal. El estrés académico también ocasiona mala higiene bucal e inflamación gingival, con incremento de la concentración de IL-1β. [32]

Factor genético: Como ya se ha referido, la presencia de bacterias es fundamental para que se desarrolle la enfermedad, sin embargo, las existencias de otros factores favorecen su inicio y progresión, como por ejemplo la respuesta inmunológica del paciente. Hay pacientes que a pesar de tener un control de placa aceptable y no fumar presentan la enfermedad más grave que pacientes con un control de placa peor y que fuman. Esta circunstancia plantea el papel subyacente que la susceptibilidad genética tiene. A esto se suma el hecho de que, con frecuencia, la destrucción periodontal se observa en miembros de una misma familia y en diferentes generaciones de una misma familia, lo que sugiere una base genética relacionada con la susceptibilidad para la afección periodontal. [7]

Otros factores de acción local y sistémica influyentes en el desarrollo de las periodontopatías: Sarro dental, cálculo o tártaro, higiene bucal deficiente, fuerzas oclusales anormales, empaquetamiento de alimentos, dientes ausentes no reemplazados, iatrogenias estomatológicas, maloclusiones, hábitos lesivos, bruxismo, alteraciones de la morfología dental, gingival y ósea. [7]

Diagnóstico de la enfermedad periodontal crónica: Las enfermedades periodontales no suelen causar dolor o molestias intensas. El síntoma más frecuente es el sangrado espontáneo durante el cepillado dental; aunque en pacientes fumadores es menos evidente. También puede aparecer pus en la encía, mal sabor o mal aliento, enrojecimiento de las encías, retracción de las mismas y aspecto de diente más largo, aparición de espacios entre los dientes o cambios de posición de estos, hipersensibilidad a cambios térmicos sobre todo al frío, dolor y movilidad de los dientes[27].

El diagnóstico de certeza solo lo puede realizar el dentista o el periodoncista mediante un medidor denominado sonda. Se evalúa si los tejidos periodontales se encuentran inflamados superficialmente: gingivitis y si se ha producido una pérdida de los tejidos de soporte: periodontitis. Puede ser necesario, además, hacer radiografías para confirmar los hallazgos. Se puede complementar el diagnóstico mediante análisis microbiológicos para identificar las bacterias patógenas, o mediante análisis genéticos para evaluar la susceptibilidad del individuo ante la enfermedad. [27]

El diagnóstico de la enfermedad periodontal es de vital importancia ya que sería el punto de partida para poder brindarle un mejor tratamiento a los pacientes, para eso se debe realizar una buena historia clínica, utilizando implementos diagnósticos como son: la sonda periodontal, la preservación clínica y radiográfica, todo esto con el fin de determinar anormalidades en la tonalidad y consistencia de la encía, observar si hay desplazamiento gingival, además se hace una revisión de cada uno de los dientes, para detectar si hay alguna movilidad en ellos. [35,36]

Características clínicas de la enfermedad periodontal crónica:

Sus principales manifestaciones clínicas incluyen sangrado espontáneo o enrojecimiento de las encías, movilidad dental o separación del diente, recesión gingival, ulceración, absceso gingival, formación de bolsa periodontal, mal aliento, hipersensibilidad al frío, disfunción masticatoria y pérdida del diente. [20,28]

Además, se relaciona a la periodontitis con un impacto negativo sobre la calidad de vida de las personas; produciendo esta patología diferentes efectos sobre los pacientes incluyendo: deterioro, malestar incomodidad, limitación en la función masticatoria; además afecta la apariencia, la autoestima y el bienestar psicosocial de los pacientes. [20]

Clasificación de la enfermedad periodontal crónica:

Las dos principales asociaciones científicas mundiales en periodoncia, la Academia Americana de Periodoncia y la Federación Europea de Periodoncia, se han unido para desarrollar un nuevo sistema de clasificación de las enfermedades y condiciones periodontales en 2018 que se adaptara a los conocimientos científicos actuales e intentara solucionar algunas de las limitaciones y los problemas de aplicación del sistema de clasificación anterior.[37]

Como ejemplo significativo de este proceso, los cambios en la clasificación de la periodontitis son altamente relevantes. En la clasificación previa, internacionalmente aceptada de 1999, la periodontitis se subdividía en: periodontitis crónica, periodontitis agresiva, periodontitis como manifestación de enfermedad sistémica, enfermedades periodontales necrosantes y abscesos periodontales. Aunque esta estructura clasificatoria fue utilizada ampliamente tanto en la práctica clínica como en el campo de la investigación durante casi 20 años, carecía de una distinción clara con base patobiológica entre las categorías descritas, lo que llevó a dificultades para establecer un diagnóstico claro y por tanto, para una puesta en práctica específica de las medidas preventivas y terapéuticas en estas entidades clínicas específicas. Desde esta reunión de trabajo de 1999, ha aparecido información nueva sustancial que han evaluado las características diferenciales de susceptibilidad genética, la agresión microbiana y la respuesta del huésped en estos entes clínicos, pero esta evidencia no fue capaz de diferenciar fenotipos claros que permitieran una distinción clara entre las patologías y condiciones que se habían definido. De forma similar, no fueron capaces de identificar patrones de enfermedad específicos; el impacto de los factores de riesgo ambiental y sistémico tampoco alteraba de forma significativa la expresión de la periodontitis. Se llevó a cabo un debate similar sobre las patologías gingivales y las manifestaciones periodontales de las enfermedades sistémicas y trastornos del desarrollo y adquiridos. Así mismo, se clasificaron las enfermedades y condiciones periimplantarias. [38, 39, 40, 41,42]

Clasificación de la salud gingival y alteraciones gingivales inducidas por placa:

Salud periodontal:

Salud clínica con un periodonto sano.

Salud clínica gingival con un periodonto reducido.

Paciente con periodontitis estable.

Paciente sin periodontitis.

Gingivitis inducida por placa bacteriana:

Periodonto intacto.

Periodonto reducido en paciente sin periodontitis.

Periodonto reducido en pacientes con periodontitis tratados con éxito.

Asociada exclusivamente a biofilm.

Mediada por factores de riesgo sistémicos o locales.

Factores de riesgo sistémicos, factores modificantes:

Tabaquismo.

Hiperglucemia.

Factores nutricionales.

Agentes farmacológicos.

Hormonas sexuales esteroideas.

Pubertad.

Ciclo menstrual.

Embarazo.

Anticonceptivos orales.

Trastornos hematológicos.

Factores de riesgo locales, factores predisponentes:

Factores retentivos de placa/biofilm como las restauraciones.

Sequedad bucal.

Hipertrofias gingivales inducidas por fármacos. [37]

Los sistemas de clasificación de enfermedades periodontales agrupan condiciones que van desde la gingivitis hasta los distintos estadíos de la periodontitis y actualmente, las condiciones periimplantares. Estos han sido modificados y actualizados para que los clínicos puedan tener diagnósticos adecuados y el tratamiento sea óptimo. Desde la primera descripción de la enfermedad periodontal, se han manejado diferentes sistemas de clasificación para agruparlas por su etiología, patogenia, localización y progreso, pero siempre existe alguna particularidad o complicación para realizar el diagnóstico apropiado y personalizado de los pacientes. [43, 44,45]

Clasificación vigente en Cuba:

Crónicos:

Superficiales:

Gingivitis edematosa, fibrosa y fibroedematosa.

Gingivitis descamativa crónica. [7]

Profundos:

Periodontitis del adulto.

Periodontitis pre – puberal.

Periodontitis juvenil localizada y generalizada.

Periodontitis rápidamente progresiva.[7]

Las afecciones que con más frecuencia se presentan en estos tejidos son las inmunoinflamatorias crónicas gingivitis y periodontitis, cuando no reciben la atención requerida, llevan con mayor o menor rapidez a la pérdida dentaria. La gingivitis se caracteriza por inflamación reversible gingival sin evidencia de ruptura periodontal. Con el tiempo la gingivitis no tratada puede progresar a periodontitis destructiva. [22,27]

Gingivitis crónica:

La gingivitis es la inflamación de la encía y se caracteriza por cambios en la coloración comúnmente de un rosa pálido a un rojo brillante; se presenta edema y sangrado, además de alterarse la consistencia tisular. Estos cambios son el resultado de la acumulación de placa dental a lo largo del margen gingival y de la respuesta inflamatoria del sistema inmune a la presencia de productos bacterianos. [28]

En este caso el epitelio de unión no migra, es decir si se produce un aumento patológico en la profundidad del surco gingival llamado bolsa este es a expensas de la migración coronaria del margen, por tanto, cuando se haga referencia a la gingivitis crónica con bolsas, estas son: Virtuales, Falsas, Relativas o Gingivales. La gingivitis crónica es más frecuente en niños y jóvenes. [7]

Clasificación de la gingivitis crónica:

La gingivitis crónica según los grupos de dientes afectados se clasifica en:

Localizada: Cuando afecta a un diente o grupo de dientes.

Generalizada: Cuando la misma abarca todo un maxilar o toda la boca. [7]

Otra forma de clasificar la gingivitis se realiza de acuerdo a las diferentes zonas de la encía que están afectadas:

Gingivitis marginal

Gingivitis papilar

Gingivitis difusa

La gingivitis crónica marginal: es aquella donde se observan cambios en la morfología en la encía marginal o libre, la papilar: se circunscribe a la papila interdentaria. Cuando se afectan margen y papila, también es llamada marginal, aunque algunos clínicos prefieren denominarla márgino-papilar. Se considera difusa: cuando el proceso inflamatorio toma las encías: marginal o libre, papilar y la insertada o adherida. [7]

Atendiendo a las características clínicas e imagen histopatológica aspecto anátomo-clínico la gingivitis crónica puede clasificarse como:

Gingivitis crónica edematosa: La encía se muestra lisa, brillante, adquiere una coloración roja azulada y su consistencia es blanda, se borran los surcos interdentarios y el surco marginal. La forma biselada de la encía se torna redondeada. Si el proceso inflamatorio llega hasta la encía adherida se produce la pérdida del punteado gingival. Se presenta sangramiento al mínimo estímulo. [7]

Gingivitis crónica fibrosa: La encía es firme, de color normal o ligeramente más clara y de consistencia dura. Hay pérdida del biselado normal con aumento del volumen de la encía. No se observa pérdida del punteado, en oportunidades puede existir reforzamiento del mismo. El sangramiento es menos marcado. [7]

Gingivitis crónica fibroedematosa: Clínicamente podemos encontrar cambios clínicos de la gingivitis edematosa y la fibrosa. La encía puede estar blanda y no hipercoloreada o roja y de consistencia firme, el sangramiento no es abundante. [7]

Gingivitis descamativa crónica: peculiar lesión de la encía que se caracteriza por intenso enrojecimiento y descamación del epitelio superficial, no es una entidad específica, sino más bien una manifestación gingival inespecífica de una variedad de trastornos sistémicos. [7]

Periodontitis crónica:

La enfermedad periodontal inflamatoria crónica periodontitis es la principal causa de pérdida dental en adultos, por consiguiente la ausencia de órganos dentarios afecta la función del sistema estomatognático; además, puede ser factor de riesgo de múltiples afecciones locales y sistémicas. La periodontitis es una enfermedad crónica de tipo no transmisible, inflamatoria e infecciosa. Se caracteriza por inflamación gingival que sobrepasa la gíngiva y causa ruptura irreversible del tejido conectivo unido a la raíz y resorción del hueso alveolar. La progresiva destrucción del tejido conectivo y del hueso alveolar resulta en la migración apical del epitelio gingival y la formación de bolsas. Al final, la destrucción del periodonto lleva a la movilidad dentaria, reducción de la función masticatoria y eventual pérdida de dientes. Se trata de una enfermedad crónica que evoluciona por crisis con expresión clínica similar y una cadena de sucesos patogénicos compartidos, pero que varían según su etiología y pronóstico. La destrucción de los tejidos en la periodontitis crónica suele ocurrir progresiva y lentamente, sin originar grandes molestias y la pérdida dentaria se presenta después de algunos años de iniciada la enfermedad. Esta enfermedad produce reacciones inflamatorias e infecciosas a nivel local es decir el periodonto y a nivel sistémico, con un alto impacto en la salud general del paciente. Las periodontitis pueden ser consideradas como un problema de salud pública porque además de afectar la salud bucal, en la última década se han sugerido como indicadores de riesgo. [30, 46, 47,48]

Características clínicas generales de las periodontitis crónica:

Presencia de inflamación crónica de la encía.

Sangramiento gingival.

Presencia de bolsas reales supraóseas o infraóseas.

Recesión periodontal.

Exudado purulento.

Movilidad dentaria.

Migración patológica.

Halitosis.

Pérdida de la inserción y del hueso de soporte. [7]

Se han descrito diferentes formas de presentación, basadas fundamentalmente en la edad de aparición y agresividad de la enfermedad. [22]

Clasificación de la periodontitis crónica:

Periodontitis prepuberal: bajo este término se describe una enfermedad que tiene su inicio durante o después de la erupción de los dientes primarios a los 4 o 5 años de edad y menos de 12 años. La enfermedad afecta de manera igual a los dos sexos y generalmente tiene bases genéticas. Las lesiones periodontales pueden ser localizadas o generalizadas, son más comunes en dientes superiores que inferiores.[7]

Periodontitis juvenil: es una forma poco usual de periodontitis, temprana y severa, que aparece generalmente entre los 12 y 26 años de edad, afecta a ambos sexos, aunque en algunos estudios se ha observado un ligero predominio del sexo femenino. Se caracteriza porque la encía no presenta cambios clínicos ostensibles de color o textura, de estar estos presentes no son alarmantes, sin embargo hay presencia de bolsas periodontales infraóseas profundas con gran destrucción conectiva y ósea. [7]

Periodontitis rápidamente progresiva: denomina a un grupo de periodontitis que se caracteriza por una destrucción rápida y progresiva de la inserción clínica y el hueso alveolar. [7]

Periodontitis crónica: la periodontitis crónica es la forma menos agresiva, de aparición más tardía en la adultez y constituye la más frecuente. Se sugiere la existencia de modelos cíclicos de exacerbaciones y remisiones; o sea, períodos de quietud y períodos de actividad de enfermedad y no hay consenso sobre la causa de este modo de progresión, lo que sí es evidente es que puede tardar años en progresar.[7, 22]

La periodontitis crónica es la forma más conocida y común de las periodontitis, casi siempre se inicia en la etapa de adulto joven y progresa durante la vida del individuo.

La periodontitis crónica puede afectar a toda la dentición pero, en general, los molares e incisivos son más susceptibles, mientras que los caninos superiores e inferiores y los primeros premolares inferiores son más resistentes a la enfermedad.[7]

Se subclasifican las periodontitis crónicas atendiendo a su grado de avance en:
Periodontitis leve:

Cuando hay inflamación gingival, con formación de bolsas periodontales, hemorragia al sondeo, pérdida ósea de tipo horizontal, menos de 1/3 de la longitud de la raíz, y eventual movilidad dentaria grado 1. [7]

Periodontitis moderada:

La bolsa periodontal puede ser supraósea o infraósea, la pérdida ósea puede llegar hasta 1/3 de la longitud radicular, hay eventual movilidad dental de grado 1 o 2.

Ocasionalmente puede haber lesión de furcación de grado I. [7]

Periodontitis severa, grave 0 complicada:

Se manifiesta con las mismas características de la moderada, sólo que la pérdida de hueso es mayor de 1/3 de la longitud de la raíz, y puede ser tanto horizontal como angular. La lesión de furcación puede ser grado I ó II, existe eventual movilidad de grados 2 o 3. [7]

Tratamiento   de   la   enfermedad   periodontal   crónica:
En el tratamiento de las enfermedades periodontales, como es el caso de la gingivitis, es necesario limpiar las bacterias que se hayan acumulado mediante la eliminación de la placa dental y el cálculo dental también llamado tártaro o sarro, que es la placa mineralizada. Como medida preventiva, se deben cepillar los dientes y encías para mantenerlos limpios y saludables. El tratamiento de la periodontitis se organiza en dos fases. En la primera fase, también llamada fase básica del tratamiento, se eliminarán las bacterias de las bolsas periodontales mediante un raspado y alisado radiculares, que supone limpiar las bacterias, la placa y el cálculo de las raíces de los dientes. En ocasiones esta fase del tratamiento es acompañada por el uso de antibióticos. Sin embargo, en enfermedades agresivas o avanzadas es

necesario realizar una segunda fase de tratamiento, que consiste en acceder a esas
bolsas periodontales profundas. Esta fase se denomina cirugía periodontal. En ocasiones, durante la cirugía periodontal también se pueden aplicar, de manera localizada, técnicas de regeneración del hueso perdido. Cuando el tratamiento activo termina, la enfermedad debe estar controlada. Continúa la fase de mantenimiento, considerada la fase fundamental del tratamiento periodontal y la única manera de conseguir el control de la periodontitis a largo plazo. Las fases básica y quirúrgica son muy eficaces para controlar las bacterias y lograr la salud periodontal, pero estas bacterias tienden a recolonizar la bolsa periodontal desde otros reservorios bucales y si no se actúa de forma adecuada la enfermedad tiende a reaparecer tras algunos meses. [30]

Es importante destacar que el mantenimiento periodontal no es únicamente una profilaxis profesional o limpieza de boca, sino que se trata de una actuación médica individualizada adecuada a las necesidades de cada paciente. La frecuencia de mantenimiento se define para cada caso particular, pero suele oscilar de una visita cada 3 meses a una cada 6 meses. [30]

El tratamiento consiste fundamentalmente en el control de los factores de riesgo y, en casos severos, una cirugía periodontal, cuyo objetivo primordial no es la curación, sino la exéresis de las lesiones, por la cual se garantizará un buen mantenimiento posterior del periodonto ante los factores etiológicos. [30]

Uno de los procedimientos que pueden ser empleados en el tratamiento de la enfermedad periodontal es la antibióticoterapia, esta consiste en suministrar al paciente medicamentos que combatan la infección causada por las bacterias que se encuentran en los tejidos periodontales, las cuales pueden ser muy variadas. [49]

Antibióticos utilizados en la terapia de la enfermedad periodontal: En casos de gingivitis diagnosticada, la Asociación Dental Americana, sugiere que además de los métodos mecánicos utilizados para el control de la placa, se apliquen otro tipo de agentes que ayuden a disminuir la inflamación, los principales de ellos son la clorhexidina y el triclosán. Los agentes antiplaca que son utilizados de manera correcta contribuyen en el tratamiento para disminuir la inflamación de la encía en aquellos pacientes que no realicen una limpieza adecuada, sin embargo, el efecto de las sustancias coadyuvantes ocurriría únicamente en la placa supragingival. [49]

Debido a la variedad de antibióticos que existen, es posible utilizar algunos tipos, dependiendo del caso que se presente. Uno de los grupos utilizados es el de las tetraciclinas, que son eficaces contra Gram negativos como el Agregatibacter actinomycetencomitans.[49]

El metronidazol es un fármaco de tipo bactericida que actúa de manera selectiva sobre bacterias anaerobias como Prevotella intermedia, Fusobacterium nucleatum y Bacteroides. [49]

La amoxicilina junto con el ácido clavulánico se utiliza contra las bacterias anaerobias estrictas, presentes en los cuadros periodontales avanzados. [49]

La clindamicina es un macrólido cuya acción es bacteriostática y actúa sobre la subunidad 50 causando alteración en la síntesis proteica de la célula bacteriana, su espectro incluye microorganismos como la Prevotella intermedia y Fusobacterium nucleatum. [49]

Prevención de la enfermedad periodontal:

La prevención de una enfermedad común como la enfermedad periodontal es muy complicada a causa de su naturaleza multifactorial, que compromete la genética, el medioambiente, el nivel social y otros factores. Las acciones preventivas están dirigidas a detener el avance de las enfermedades gingivales y periodontales o a evitar su aparición en la población supuestamente sana o con riegos. La mejor forma de prevenir la periodontitis es mantener una correcta higiene bucal para controlar los niveles de placa dental; personas predispuestas pueden desarrollar la enfermedad a pesar de una correcta higiene bucal. La higiene bucal personal se debe acompañar de consultas periódicas al dentista o periodoncista a fin de realizar un diagnóstico precoz de la enfermedad. Es necesario entonces modificar los estilos de vida. Deben evitarse o usarse con cautela los medicamentos que reducen la secreción salival o producen hipertrofia gingival, porque facilitan las enfermedades periodontales. Los pacientes con situaciones de estrés crónico deben evaluarse por personal calificado para que les apliquen medidas efectivas contra el estrés. El control adecuado de la diabetes mellitus y de otras enfermedades sistémicas reduce el riesgo de aparición y progresión de las enfermedades periodontales.[27, 30]

Las enfermedades osteoarticulares:

La importancia de los huesos en el organismo es trascendental, ya que estos, junto con los músculos, se encargan del movimiento del cuerpo, además de constituir una protección sólida para órganos vitales como el corazón, el cerebro y los pulmones. Además, dentro de los huesos existe la médula ósea, fundamental para la producción de los diversos tipos de células sanguíneas. Las células de los huesos se regeneran de manera continua, lo que implica que cada década, los 206 huesos de nuestro cuerpo se renuevan totalmente. Existen múltiples enfermedades que afectan al sistema óseo, en su morfología y fisiología, las cuales pueden ocasionar dolor e inflamación crónicos, debilidad, inmovilidad, y fracturas, entre otros síntomas. La disfunción del sistema formado por huesos y articulaciones es una anomalía de frecuente presentación clínica y también una de las causas más frecuentes de consulta en Atención Primaria. [50]

Bajo la denominación de trastornos osteoarticulares se engloban generalmente los siguientes cuadros clínicos: los reumatismos degenerativos como la artrosis, que es la alteración osteoarticular más frecuente, los reumatismos inflamatorios articulares y de partes blandas como artritis reumatoide, espondiloartropatías inflamatorias como la espondilitis anquilosante como más destacada, y otras artritis, los reumatismos metabólicos como osteoporosis, de creciente importancia en la actualidad, o la gota y los reumatismos extraarticulares como la fibromialgia. Esta última y la artritis reumatoide son los problemas reumáticos más frecuentes después de la artrosis, aunque con una notable diferencia. [50]

El aumento en la expectativa de vida ha incrementado la población de la tercera edad, favoreciendo un crecimiento en la incidencia de enfermedades degenerativas del hueso y la articulación. Los trastornos osteoarticulares se caracterizan por causar dolor e impotencia funcional de alguna parte del aparato locomotor. Así, se los considera una de las causas más prevalentes de sintomatología y de limitación funcional. En la población activa son una de las causas más importantes de ausentismo laboral e invalidez permanente con una creciente repercusión económica, generando gran demanda asistencial y de consumo de medicamentos. Interfiere en la capacidad funcional y en la calidad de vida de los pacientes. Una acción para ellas, es evitar su progresión ya que conllevan a la cronicidad y la invalidez. La artrosis está considerada la segunda afección incapacitante después de las enfermedades cardiovasculares. [51]

Las enfermedades osteoarticulares más prevalentes son:

Artritis reumatoide   y   Osteoporosis.

Artritis reumatoide:

La artritis reumatoide es una enfermedad reumática crónica y de carácter autoinmune que produce inflamación de las articulaciones, dolor, deformidad y dificultad para el movimiento. Afecta predominantemente a las mujeres. Puede tener un comportamiento extraarticular y dañar órganos y sistemas como el corazón, el riñón y el pulmón. Por este motivo, se considera que es una enfermedad sistémica.[52]

Afecta con más intensidad a unas articulaciones que a otras, principalmente a las más móviles, como las manos y los pies, los codos, los hombros, las caderas, las rodillas y los tobillos. En cambio, hay otras que nunca se ven afectadas. Si la inflamación permanece a lo largo del tiempo y no se controla puede acabar dañando los huesos, los ligamentos y los tendones que hay alrededor de la articulación. Es entonces cuando puede generarse una deformidad progresiva de las articulaciones y la pérdida de la capacidad. Todo ello repercute de forma muy negativa en la calidad de vida de los pacientes.[52]

Causas de la artritis reumatoide:

La causa de la aparición de esta enfermedad es desconocida. Se sabe que es un proceso autoinmune. También es muy relevante el componente genético. También hay factores externos; el primero y el más frecuente es el tabaco, pero puede haber otros, como ciertas infecciones, la periodontitis y la obesidad. La microbiota intestinal y la dieta también pueden influir en su aparición. [52]

Síntomas de la artritis reumatoide:

Con frecuencia la enfermedad comienza de forma lenta e insidiosa con manifestaciones generales que presentan otras enfermedades, como la fiebre o la astenia. El síntoma principal de esta enfermedad es la afectación de las articulaciones, que se hace evidente a través de dolor e inflamación. También pueden aparecer otras manifestaciones como la rigidez o entumecimiento articular tras el reposo prolongado sobre todo, al levantarse por la mañana, que va desapareciendo progresivamente a medida que el paciente ejerce su actividad diaria, así como debilidad muscular y limitación de la movilidad. Si la enfermedad está en un estadío avanzado, el paciente puede tener alguna deformidad debido al deterioro progresivo de las articulaciones afectadas. Además, puede evolucionar y afectar a órganos vitales como el riñón o el pulmón. [52]

A menudo causa sequedad de la piel y las mucosas. Esto ocasiona una inflamación y posterior atrofia de las glándulas que generan las lágrimas, la saliva, los jugos digestivos o el flujo vaginal conocido como síndrome de Sjögren. También puede producir algo de fiebre y, en ocasiones, inflamación de los vasos sanguíneos: vasculitis, que provoca lesiones de los nervios o llagas en las piernas denominadas úlceras. [52]

Otros síntomas son la inflamación de las membranas que recubren los pulmones, pleuritis o de la envoltura del corazón, pericarditis, o bien la inflamación y las cicatrices de los pulmones pueden producir dolor torácico, dificultad para respirar y una función cardíaca anómala. [52]

Diagnóstico de la artritis reumatoide:

No existen pruebas específicas para diagnosticar la artritis reumatoide, pero los reumatólogos pueden determinar su existencia mediante una combinación de entrevista clínica en la que se pregunta al paciente por sus síntomas, exploración física, historia clínica del paciente y la realización de ciertas pruebas. Exploraciones como :

Análisis de sangre. [52]

Pruebas del factor reumatoide: Prueba para detectar anticuerpos frente a péptidos citrulinados. Estos anticuerpos están presentes en las dos terceras partes de los pacientes con esta patología. [52]

Radiografías para detectar la presencia de erosiones en las articulaciones.

Tratamientos para la artritis reumatoide:

La artritis reumatoide es una enfermedad crónica que en la actualidad no tiene ningún tratamiento que permita curar la patología. [52]

Tratamientos sintomáticos: se trata de fármacos que controlan solo los síntomas. Son los analgésicos y los antiinflamatorios no esteroideos .[52]

Fármacos modificadores de la enfermedad: los fármacos modificadores de la enfermedad tienen un efecto más profundo sobre los mecanismos de la patología. Se pueden dividir en:

Tradicionales: Los más empleados son el metotrexato, la leflunomida y la sulfasalazina. En este grupo también están la cloroquina e hidroxicloroquina, la ciclosporina, la azatioprina y la minociclina.

Biológicos: Entre los biológicos más importantes se encuentran: adalimumab, etanercept, columumab, infliximab, abatacept, rituzimab y tocilizumab. [52]

Osteoporosis:

La osteoporosis es una enfermedad sistémica esquelética que se caracteriza por una disminución de la masa ósea y un deterioro de la microarquitectura de los huesos, lo que supone un aumento de la fragilidad de los huesos y del riesgo de sufrir fracturas. Esta patología es asintomática y puede pasar desapercibida durante muchos años hasta que, finalmente, se manifiesta con una fractura. [16]

Causas de la osteoporosis:

El origen de la osteoporosis debe buscarse en los factores que influyen en el desarrollo y la calidad del hueso. El riesgo de padecer osteoporosis vendrá determinado por el nivel máximo de masa ósea que se obtenga en la edad adulta y el descenso producido por la vejez. Además del envejecimiento, en su aparición intervienen factores genéticos y hereditarios. La desnutrición, la mala alimentación, el escaso ejercicio físico y la administración de algunos fármacos también pueden favorecer la aparición de la osteoporosis. Sin embargo, la menopausia es uno de los factores que más influye en su desarrollo en las mujeres, ya que la desaparición de la función ovárica provoca un aumento de la resorción ósea. El papel exacto que desempeña el tabaco en la osteoporosis no está claro, pero se ha descrito una relación directa entre el consumo de tabaco y la disminución de la densidad ósea. [16]

Síntomas de la osteoporosis:

Durante años se ha conocido a la osteoporosis como la epidemia silenciosa debido a que esta patología no produce síntomas, aunque el dolor es uno de ellos, que puede ser esquelético difuso e hiperestesia ósea, debilidad muscular, fracturas óseas ante microtraumatismos, con reducción de la talla del paciente si existen aplastamientos vertebrales. [16]

Tipos de osteoporosis:

Osteoporosis posmenopáusica: la causa principal es la falta de estrógenos. En general, los síntomas aparecen en mujeres de 51 a 75 años de edad, aunque pueden empezar antes o después de esas edades.[16]

Osteoporosis senil: resultado de una deficiencia de calcio relacionada con la edad y de un desequilibrio entre la velocidad de degradación y de regeneración ósea. Afecta, por lo general, a mayores de 70 años y es dos veces más frecuente en las mujeres que en los varones. [16]

Osteoporosis secundaria: puede ser consecuencia de ciertas enfermedades, como la insuficiencia renal crónica y ciertos trastornos hormonales; o de la administración de ciertos fármacos, como corticoesteroides, barbitúricos, anticonvulsivantes y cantidades excesivas de hormona tiroidea. [16]

Diagnóstico de la osteoporosis:

En base a los conocimientos actuales, el abordaje diagnóstico debe realizarse de manera individual valorando la edad y otros factores de riesgo. Además factores de riesgo como el consumo de tabaco y alcohol, el bajo peso, los antecedentes familiares de fracturas osteoporóticas, entre otras, permiten identificar a las personas con riesgo de desarrollar la patología. Por lo que, la base fundamental del diagnóstico se basa en la sospecha clínica. [16]

Tratamientos de la osteoporosis:

Los fármacos que se emplean en la actualidad para combatir la osteoporosis consiguen detener la reabsorción ósea y evitar la pérdida del mineral. Son los llamados inhibidores de la reabsorción entre los que se encuentran los estrógenos, las calcitoninas, los bisfosfonatos como etidronato, alendronato y risedronato, los moduladores selectivos de los receptores estrogénicos como raloxifeno e incluso las estatinas, unos fármacos que inicialmente se empleaban para combatir el colesterol. [16]

Aunque el tratamiento farmacológico es muy importante existen otras medidas encaminadas a corregir deficiencias nutricionales y mejorar el estilo de vida que pueden evitar caídas y minimizar la intensidad del impacto de la enfermedad, lo más importante es que el paciente tome las cantidades necesarias de calcio y vitamina D. [16]

Modificación de estilos de vida: los expertos recomiendan evitar la inmovilidad y seguir pautas fisioterapéuticas que limiten la deformidad y el dolor, así como abstenerse de fumar e ingerir grandes cantidades de alcohol. [16]

Ejercicio físico: realizar deporte aumenta la masa ósea durante el crecimiento de los niños y adolescentes y, además, puede ayudar a reducir la pérdida en las personas de edad avanzada. [16]

Relación entre enfermedad periodontal crónica y las enfermedades osteoarticulares:

Es por eso que al tener en cuenta la alta frecuencia con que se presentan las enfermedades bucales y reumáticas en la población a escala mundial, la posible interrelación patogénica entre ambas enfermedades por compartir precursores inflamatorios. [53]

La microbiota oral puede causar inflamación oral, pero también puede contribuir directamente a la inflamación sistémica, la cual podría aumentar el riesgo de desarrollar o empeorar enfermedades sistémicas. Diferentes periodontopatógenos periodontales, se han asociado con la patogénesis de diferentes enfermedades por encontrarse dichas bacterias en las lesiones específicas de cada enfermedad, como en la ateroesclerosis, alzheimer o artritis reumatoide. [54, 55,56]

Relación entre enfermedad periodontal crónica y artritis reumatoide:

La enfermedad periodontal crónica y la artritis reumatoide son dos enfermedades inflamatorias crónicas sistémicas, con origen multifactorial diagnosticadas comúnmente en personas de edad avanzada. Ambas enfermedades se caracterizan por inflamación crónica, destrucción ósea, daño en el tejido blando, respuesta inmune celular y humoral similar y un fondo genético común. La relación entre periodontitis y artritis reumatoide, está dada por el aumento significativo y constante de los mediadores genéticos e inflamatorios, así como, los productos microbianos: endotoxinas. Es primordial la evaluación de la actividad de la enfermedad, para tomar decisiones terapéuticas y establecer el pronóstico de los pacientes con artritis reumatoide. [52, 53, 57,58, 59, 60,61]

La enfermedad periodontal y la artritis reumatoide son dos enfermedades inflamatorias con una patogenia común. Se cree que este nexo entre las dos enfermedades es bidireccional, es decir, los pacientes con artritis reumatoide tendrían mayor incidencia de enfermedad periodontal y viceversa. [53]

Tanto la artritis reumatoide como la enfermedad periodontal tienen muchas características patológicas comunes que se muestran a continuación:

Relación inflamatoria entre las dos enfermedades:

La inflamación crónica, como la que vemos en la enfermedad periodontal, produce una carga inflamatoria sistémica que puede afectar a otras condiciones sistémicas. De hecho, muchos autores concluyen que la inflamación debe ser el nexo entre la enfermedad periodontal y la artritis reumatoide. [53]

Los mecanismos de inflamación de la enfermedad periodontal dan como resultado una destrucción de tejido blando y de hueso a nivel periodontal similar al patrón que sigue la destrucción producida en las articulaciones por la artritis reumatoide. Además, ambos procesos presentan una reacción inflamatoria exagerada, regulada por la infiltración de células inmunes, enzimas y citoquinas. Tanto es así, que se ha llegado a proponer que la relación se produce por un mecanismo al que se ha llamado el modelo del doble golpe, en el que un primer golpe sería una inflamación extrasinovial como puede ocurrir en la enfermedad periodontal, seguido por un segundo golpe en el que se induciría una respuesta exacerbada en las articulaciones produciendo la artritis reumatoide. Así mismo, el tabaco también se ha propuesto como un posible factor productor del primer golpe. Este, que es un factor de riesgo tanto en la artritis reumatoide como en la enfermedad periodontal, tiene la capacidad de producir proteínas citrulinadas, que en individuos susceptibles, podrían resultar en la producción de anticuerpos antiproteínas citrulinadas que años después, en un segundo golpe darían lugar a la artritis al provocar una respuesta inmune en la membrana sinovial de las articulaciones. Se sospecha que podría haber individuos que tendrían un fenotipo inflamatorio, con una predisposición a padecer varias condiciones inflamatorias. [53]

En estas dos patologías, existe una reacción inflamatoria exagerada que cursa con la activación del sistema del complemento y la producción mediadores proinflamatorios, citoquinas y sustancias que hacen que se produzca la destrucción de tejidos blandos y de hueso alrededor de los dientes y de las articulaciones, así como su cronificación. También se ha sugerido la posibilidad que las alteraciones microvasculares periodontales jueguen un papel en la relación entre las dos enfermedades, al tener los pacientes con artritis reumatoide una microcirculación sanguínea periodontal característica. Las anomalías encontradas en los pacientes con artritis reumatoide consistieron en bucles alargados y pequeños, microhemorragias, capilares de baja densidad y alteraciones visibles subcapilares en el plexo venoso. Las hipótesis sobre el mecanismo patogénico de daño vascular proponen que se produce la precipitación de autoanticuerpos y complejos inmunes circulantes en las paredes de los vasos, consideradas las principales causas de los daños. El daño vascular se correlaciona con la producción de osteopretogerina por las células endoteliales, aunque esta es necesaria para una buena homeostasis vascular. [53]

Papel de las bacterias periodontopatógenas:

La infección local que conduce a la inflamación en la enfermedad periodontal se ha propuesto como un posible mecanismo activador de procesos inflamatorios sistémicos o propagación de la infección. La Porphyromonas gingivalis, Tannarella forsythia y Treponema denticola, presentan un papel importante en la activación de la destrucción periodontal; con ellas se inicia una respuesta inmune mediada por neutrófilos, monocitos y linfocitos T y B . [62, 63, 64]

Durante la inflamación tiene lugar la citrulinación de péptidos o proteínas que es la conversión del aminoácido arginina por citrulina y se produce bajo la acción de la enzima peptidil arginina deaminasa. Esta enzima induce la citrulinación de ciertas proteínas convirtiéndolas en antígenos, reconocidos por los anticuerpos antipéptido cíclico citrulinado. Estos anticuerpos son marcadores específicos de artritis reumatoide encontrándose en el 80% de los pacientes y con una especificidad del 99%. Se producen en la membrana sinovial inflamada. Hay estudios que muestran que los niveles de estos anticuerpos son significativamente más elevados en pacientes con artritis reumatoide con enfermedad periodontal avanzada que, en pacientes con artritis reumatoide, sin enfermedad periodontal. [64, 65, 66,67]

La peptidil arginina deaminasa es una enzima expresada por células inflamatorias: linfocitos T y B, neutrófilos, eosinófilos, monocitos, células NK y macrófagos de la membrana sinovial, y también por la bacteria Porphyromonas gingivalis. A su vez, la Porphyromonas gingivalis es la única bacteria que expresa la enzima peptidil arginina deaminasa. Esto es indicativo del concepto de que la infección por este microorganismo puede inducir o acelerar la artritis reumatoide, facilitando la presencia de antígenos y la producción de anticuerpos. Los anticuerpos contra Porphyromonas gingivalis se encuentran en concentraciones más elevadas en pacientes con artritis reumatoide, y esto muestra relación con la presencia de anticuerpos antipéptido cíclico citrulinado. La presencia de anticuerpos de esta bacteria en el suero y fluido sinovial y su identificación en el ADN en pacientes afectados con artritis reumatoide refuerza esta hipótesis .[67]

Además, las citocinas proinflamatorias IL-23 e IL-17 y sus receptores, también juegan un papel muy importante en la inmunopatología de estas enfermedades, por su parte la IL-23 activa y expande los clones Th17 a través de IL-23R y promueve la producción de IL-17 y RANKL; sin embargo, la IL-23R soluble puede bloquear el receptor de IL-23 al inhibir su señalización. IL-17 a través de IL-17RA puede activar fibroblastos y macrófagos que expresan RANKL que activa los precursores de osteoclastos e inicia la erosión ósea en las articulaciones y el hueso alveolar. Al igual que el receptor soluble de IL-23R, el ser soluble de IL-17RA puede bloquear a IL-17A e inhibir su señalización.[67]

Otros marcadores bioquímicos:

La proteína c-reactiva es una proteína de fase aguda que se sintetiza en el hígado y se encuentra elevada en el suero bajo condiciones inflamatorias. Ha sido usada como marcador de la inflamación asociado a la artritis reumatoide y se ha propuesto que podría estar aumentada en pacientes con enfermedad periodontal, aunque existe un nivel bajo de evidencia para esta afirmación. [68]

El factor reumatoide es un anticuerpo inespecífico usado en el diagnóstico de la artritis reumatoide, aunque hay un 15% de pacientes con artritis reumatoide que no manifiestan este marcador. La presencia de este marcador ha sido estudiada en pacientes con enfermedad periodontal, aunque no se ha demostrado una evidencia estadística significativa en los pacientes con artritis reumatoide y enfermedad periodontal. La velocidad de sedimentación globular es una técnica usada para determinar la presencia de inflamación sistémica y se ha usado como método de ayuda diagnóstica para determinar la artritis reumatoide.[68]

Vías comunes de destrucción de tejido:

La enfermedad periodontal crónica muestra un perfil inflamatorio común con la artritis reumatoide, presentando patrones similares de destrucción de tejido duro y blando. Las similitudes entre ellas aparecen a nivel molecular y celular. [68]

Niveles persistentemente elevados de citoquinas proinflamatorias tales como IL-1 beta, IL-6 y TNF-alfa y niveles bajos de citoquinas antiinflamatorias como IL-10, se correlacionan con la destrucción de tejidos duros y blandos en articulaciones y hueso alveolar en artritis reumatoide y enfermedad periodontal respectivamente. Sabemos que existe una mayor expresión de IL-1, 6, 8 y TNF-alfa donde Porphyromonas gingivalis está presente. [68]

La IL-17 ha sido especialmente destacada en la patogénesis de la artritis reumatoide. Se produce por células T-helper 17 e induce la liberación de mediadores inflamatorios incluyendo aquellos responsables de la destrucción de hueso y cartílago de la sinovia. Las células TH 17 e IL-17 han sido identificadas en la enfermedad periodontal crónica, y la bacteria Porphyromonas gingivalis estimula su expresión. [68]

Factores genéticos comunes:

Se ha sugerido que ambas enfermedades comparten un vínculo genético y algunos autores apuntan a que los anticuerpos desarrollados durante la infección periodontal o el propio patógeno periodontal conducen al desarrollo de la artritis reumatoide.[68]

La correlación más importante entre la enfermedad periodontal y la artritis reumatoide se asocia al gen HLA-DRB1. El epítopo compartido es un grupo de alelos del complejo mayor de histocompatibilidad y es el factor de riesgo genético más fuerte para la artritis reumatoide, y aparece en los mismos que se han relacionado con la progresión rápida de la enfermedad periodontal, lo que indica que las dos enfermedades pueden compartir características comunes inmunogenéticas. [68]

Factores de riesgo comunes:

Los factores de riesgo más comunes que tienen influencia en ambas enfermedades son:

- Tabaco.

- Edad e inmunodeficiencia: La edad deteriora el sistema inmune llevando a un compromiso que causa un deterioro progresivo tanto en la enfermedad periodontal como en la artritis reumatoide.

- Exposición a microorganismos: Se ha visto un aumento en los niveles de Porphyromonas gingivalis en adultos mayores de 60 años con enfermedad periodontal crónica.

- Estrés y nivel socioeconómico bajo: el estrés produce una disregulación del sistema inmune, a través de complejas interacciones con el eje neuroendocrino. En la enfermedad periodontal, este factor, además de generar una alteración directa de la respuesta inmune, puede intervenir a través de las conductas no saludables, que aumentan el riesgo de desarrollar dicha afección. En muchos pacientes, se ha observado que, las primeras manifestaciones y los brotes sintomáticos de la artritis reumatoide son precedidas por épocas de estrés o de incremento de consumo de tabaco. [68]

Terapia común en ambas enfermedades:

Hay varias terapias usadas en el tratamiento de la artritis reumatoide que producen un efecto beneficioso en la enfermedad periodontal:

- Antiinflamatorios no esteroideos: Los antiinflamatorios no esteroideos sistémicos, como naproxeno, cuando son administrados diariamente por tres años reducen significativamente la pérdida de hueso alveolar y el dolor e inflamación en artritis reumatoide.

- Corticoides: Inhiben citoquinas inflamatorias como IL-1, 8 y TNF-alfa, reduciendo la respuesta inflamatoria en ambas enfermedades.

- Medicamentos antirreumáticos: Mitigan los síntomas de la artritis reumatoide pudiendo afectar a la progresión de pérdida de hueso, pero no mejoran la clínica periodontal. Un inconveniente de su uso es la toxicidad, por lo que se han restringido para el tratamiento de la enfermedad periodontal.

- Agentes anti-TNF-alfa: Usados en el tratamiento de la artritis reumatoide, muestran eficacia terapéutica en esta enfermedad, y también presenta efectos beneficiosos para la enfermedad periodontal.

- Otros agentes anticitoquina son beneficiosos en la artritis reumatoide, pero no han sido testados en la enfermedad periodontal.

- Tetraciclinas: La doxiciclina en dosis subantimicrobianas ha sido aprobada para la modulación de la enfermedad periodontal. En artritis reumatoide, produce buenos resultados en combinación con el metotrexato. La doxiciclina a bajas dosis es segura y efectiva en la enfermedad periodontal. A dosis bajas con metotrexato mejora la gravedad de la artritis reumatoide.

- Bifosfonatos: Previenen la destrucción de hueso en ambas enfermedades. [68]

Terapia periodontal no quirúrgica:

El tratamiento de la enfermedad periodontal reduciendo o eliminando el foco de infección puede desempeñar un papel fundamental en la reducción del riesgo y severidad de la artritis reumatoide. En esta enfermedad, la discapacidad física a nivel de las falanges obstaculiza la higiene oral favoreciendo la enfermedad periodontal. [68]

El tratamiento periodontal no quirúrgico en pacientes con artritis reumatoide con enfermedad periodontal crónica moderada o severa reduce la severidad de la artritis reumatoide, por disminuir los mediadores inflamatorios sistémicos, especialmente TNF-alfa. El raspado y alisado radicular reduce la exposición a bacterias y sus toxinas, mejorando así la artritis reumatoide. Por lo cual, el tratamiento periodontal no quirúrgico de pacientes con enfermedad periodontal moderada-severa reduce la severidad de la artritis reumatoide. [68]

Evidencia clínica de la relación entre las enfermedades:

Se ha encontrado una relación entre la artritis reumatoide y la enfermedad periodontal basándose en la alteración de índices clínicos periodontales en los pacientes con artritis reumatoide. Se cree que los pacientes con artritis reumatoide podrían tener una incidencia significativamente mayor de pérdida de hueso alveolar; así mismo, parecen presentar más ausencias dentarias que los que no tienen la enfermedad con el mismo grado de enfermedad periodontal, lo que puede deberse a un tratamiento menos conservador en los pacientes con artritis reumatoide por su delicado estado de salud. De igual forma, se ha barajado la posibilidad de que estos pacientes tengan mayores dificultades para tener una higiene bucodental adecuada, sin embargo, esta falta de higiene oral solo podría explicar de forma parcial la relación entra estas dos enfermedades. Entre los parámetros clínicos estudiados, se encuentra en primer lugar el índice de placa bacteriana, donde hay gran variabilidad en cuanto a los resultados. Se ha encontrado un aumento de la cantidad de placa bacteriana en pacientes con artritis reumatoide respecto a pacientes con ausencia de la enfermedad. [69]

La pérdida de dientes también ha sido estudiada, observándose que es mayor en pacientes con artritis reumatoide. También se ha estudiado la relación entre la severidad de la periodontitis y la artritis reumatoide. Los pacientes con artritis reumatoide tienen mayor prevalencia de enfermedad periodontal, y además, se ha demostrado que estos pacientes tienen mayor probabilidad de padecer una forma severa de periodontitis, pero la severidad y la duración de la artritis reumatoide es independiente del grado de destrucción ósea alveolar. Se propone que la enfermedad periodontal podría empeorar el estado de los pacientes con artritis reumatoide, justificándolo porque tanto el factor reumatoide como la velocidad de sedimentación globular disminuyen cuando se consigue controlar la enfermedad periodontal. [70]

Relación entre enfermedad periodontal crónica y osteoporosis:

Se ha hipotetizado que la osteoporosis podría ser un factor de riesgo para la enfermedad periodontal y viceversa. Las dos enfermedades presentan similitudes. Tanto la osteoporosis como las enfermedades periodontales son procesos que comparten mecanismos patogénicos y que están determinadas por la disminución de masa ósea y la reabsorción gradual de hueso; presentan una prevalencia que aumenta conforme la población envejece. Su progresión o severidad puede condicionar afectación local o sistémica. [71]

Existen modelos hipotéticos que relacionan las dos condiciones: en particular, se postula que la reducción de la densidad de masa ósea relacionada con la osteoporosis acelera la reabsorción alveolar causada por la periodontitis favoreciendo la invasión periodontal por bacterias. Las bacterias invasoras alterarían la normal homeostasis del tejido óseo incrementando la actividad de los osteoclastos que reducirían la densidad ósea de forma local y sistémica, ya sea por mecanismos directos liberando toxinas o indirectos liberando mediadores de la inflamación. [71]

La relación entre estas dos enfermedades se presenta en los siguientes apartados:

Relación basada en la pérdida de tejido óseo:

Se evidencia la asociación entre estas enfermedades, definida por la pérdida de masa ósea, y la pérdida ósea alveolar, aunque esta asociación no está tan clara cuando se estudia la osteoporosis frente a la pérdida clínica de inserción epitelial o la profundidad al sondaje parámetros que marcan la existencia y la severidad de la enfermedad periodontal. Además, la mayoría de los sujetos presentan osteoporosis y ostopenia, lo que dificulta determinar la asociación real entre cada una de ambas situaciones y la pérdida de inserción clínica por separado, dato importante puesto que, si la ostopenia ocurre antes de la osteoporosis, podemos iniciar una terapéutica preventiva periodontal más activa en los pacientes diagnosticados de osteopenia y no esperar a tener osteoporosis y probable pérdida de hueso alveolar. [71]

Relación basada en los biomarcadores y biofluidos:

Tal como se ha referido anteriormente, la osteoporosis afecta al hueso de la mandíbula con una disminución de cortical y pérdida de hueso esponjoso además de observarse también ciertos cambios en la microarquitectura del hueso que podrían estar implicados en la salud oral. [71]

Los mecanismos moleculares subyacentes a esta pérdida de hueso están relacionados con la disminución de estrógenos que ocurre en la osteoporosis postmenopáusica, están relacionados con el ligando de receptor activador para el factor nuclear K y B, y la sobreproducción de ciertas citoquinas con efecto resortivo, como el factor de necrosis tumoral, y las interleucinas IL_1B y IL_6, recientemente relacionadas con la periodontitis. Este último ha sido considerado como el biomarcador más común en el fluido crevicular, dando unos resultados precisos y recomendando su utilización como indicador de progresión de la enfermedad periodontal. El uso de las tiras de papel se ha comprobado que son el método más apropiado y ajustado para la recolección del fluido crevicular, mientras que el ensayo de inmunoabsorción ligado a enzimas puede ser considerado el método más convencional del estudio de biofluidos. [71]

Algunos de los biomarcadores sanguíneos utilizados para conocer el estado de actividad de remodelado óseo y la pérdida ósea se han investigado también en fluidos corporales como la saliva y el fluido gingival crevicular. Sin embargo, no existen estudios concluyentes al respecto, aunque sí que existe alguna evidencia con la asociación de la osteocalcina a nivel salival y la pérdida de inserción clínica. [71]

Relación de la osteoporosis y los parámetros clínicos de periodontitis:

Se ha mostrado relación entre baja masa ósea y disminución de la pérdida de inserción clínica, donde los niveles más altos de pérdida de inserción clínica se presentaban en aquellos con una densidad ósea menor y un aumento en la recesión gingival. [71]

En mujeres en edad menopáusica donde la osteoporosis es una enfermedad predominante se observó una relación directa entre la pérdida de inserción clínica severa y una baja densidad ósea. Además presentaban una profundidad de bolsa y pérdida de hueso alveolar interproximal significativamente mayores en comparación con el grupo no osteoporótico. [71]

También la presencia o ausencia de placa subgingival se asocia con la densidad mineral ósea y el límite amelocementario. [72]

En muchas ocasiones en aquellos pacientes con una higiene bucal reducida y con periodontitis grave se presenta también osteoporosis, se concluye que la osteoporosis es un factor de riesgo importante para la enfermedad periodontal y parece actuar como un impulsor de esta.[73,74]

En cuanto a los tratamientos que se utilizan para prevenir osteoporosis se ha podido comprobar que provocan así mismo un efecto positivo en la salud periodontal. Se muestra como el uso de vitamina D, suplementos de calcio y terapia hormonal son beneficiosos para aumentar la masa ósea mandibular. [74]

Diseño metodológico:

Se realizó un estudio observacional descriptivo de corte transversal. En el Servicio Estomatológico del Policlínico Nguyen Van Troi a partir de enero de 2023 a mayo de 2024. La población estuvo comprendida en las edades comprendidas de 51 a 70 años y que dieron su consentimiento informado (Anexo 1) de participar en el estudio. Para la obtención de la muestra se realizó un muestreo aleatorio simple quedando constituida por 32 pacientes.

Criterio de inclusión:

Pacientes que acuden con diagnóstico médico de artritis reumatoide u osteoporosis y que al examen clínico estomatológico fueron diagnosticados con gingivitis y/o periodontitis.

Criterio de exclusión:

Pacientes con otro diagnóstico médico que difiere de artritis reumatoide u osteoporosis.

Metodología y métodos:

Métodos:

Empírico: Basado en la práctica diaria, la experiencia y la observación de los hechos, permitió la realización del informe final. El formulario estuvo dirigido a determinar los síntomas y las características exactas de las patologías en cada paciente. (Anexo 2)

Estadístico: se utilizó este método para el procesamiento de los datos.

Metodología:

A partir de un diagnóstico médico de una enfermedad osteoarticular se realizó un formulario según el diagnóstico clínico estomatológico que permitió describir la relación que existe entre las enfermedades periodontales crónicas y enfermedades osteoarticulares a las que se hizo referencia.

Para el diagnóstico de las enfermedades periodontales en cuestión gingivitis y periodontitis se realizó un minucioso examen clínico apoyado en el uso de la sonda periodontal para comprobar sangramiento, presencia o no de bolsas; la comprobación de la movilidad dentaria fue con el uso de Rx que permitieron apreciar la presencia o no de daño óseo.

Operacionalización de las variables:

Edad: según años cumplidos al momento del estudio.

- 51 - 55 años.
- 56 - 60 años.
- 61 - 65 años.
- 66 - 70 años.

Sexo: Según género biológico.

- Masculino.
- Femenino.

Signos clínicos de la enfermedad periodontal crónica: según características clínicas de las enfermedades periodontales en relación con las enfermedades osteoarticulares.

- Gingivorragia
- Bolsas reales
- Bolsas virtuales
- Pérdida ósea
- Movilidad dentaria

Pérdida ósea: la radiografía determina la existencia de pérdida ósea y establece su cantidad, distribución y tipo. Puede ser de tipo:

- Horizontal: perpendicular al eje mayor del diente.
- Vertical, angular u oblicua: en sentido angular u oblicuo con respecto al eje del diente.

Movilidad dentaria: según los criterios de Laura Lau:

- Grado 0: corresponde a un diente sin movilidad.
- Grado1: corresponde a una movilidad mínima, aproximadamente 1 mm en sentido vestíbulo lingual o palatino.
- Grado 2: la movilidad es más de 1mm en sentido vestíbulo lingual o palatino.

- Grado 3: es la movilidad de 2 mm o más en sentido vestíbulo lingual o palatino, unido a movimiento intrusivo.
- Grado 4: el diente no posee nada de anclaje en el alvéolo, se retiene solo por gíngiva.

Bolsas reales: profundización patológica del surco gingival por destrucción de los tejidos de soporte del diente y migración del epitelio de unión en sentido apical. Se tuvo en cuenta la profundidad de las bolsas al sondaje:

- 3 mm
- 4 a 5 mm
- Bol > 6 mm

Factores de riesgo: comunes a ambas enfermedades.

- PDB: presencia de Placa Dentobacteriana
- Tabaquismo: pacientes fumadores habituales
- Estrés: pacientes que refieren encontrarse bajo situaciones de estrés.
- Inmunodeficiencia: presencia de enfermedades inmunodeficientes que causa un deterioro progresivo tanto en la enfermedad periodontal como en las enfermedades de origen óseo.
- Factor genético: según antecedentes familiares de presencia de enfermedades periodontales.
- Xerostomía: presencia o no de disminución del flujo salival
- Hábitos lesivos: presencia o no de aquellos hábitos que son capaces de influir tanto en la aparición y evolución como en el tratamiento de las enfermedades. Como es el caso de la masticación unilateral.
- Higiene bucal deficiente: según frecuencia del cepillado dental: 1, 2, 3,4 o ninguna vez al día.

Enfermedad Periodontal Crónica: Se tomó en cuenta para el estudio la enfermedad periodontal inflamatoria crónica.

- Gingivitis: es la inflamación de la encía y se caracteriza por cambios en la coloración; se presenta edema y sangrado, además de alterarse la consistencia tisular.
- Periodontitis: es una enfermedad crónica de tipo no transmisible, inflamatoria e infecciosa. Se caracteriza por inflamación gingival que sobrepasa la gíngiva y causa ruptura irreversible del tejido conectivo unido a la raíz y resorción del hueso alveolar.

Enfermedades Osteoarticulares: Por su mayor frecuencia de aparición en la población se tomaron dos clasificaciones y se tuvo en cuenta que los pacientes solo presentaran una de estas dos patologías.

- Osteoporosis: es una enfermedad sistémica esquelética que se caracteriza por una disminución de la masa ósea y un deterioro de la microarquitectura de los huesos.
- Artritis Reumatoide: es una enfermedad reumática crónica y de carácter autoinmune que produce inflamación de las articulaciones, dolor, deformidad y dificultad para el movimiento.

Técnicas de recolección de la información:

˙Observación: como técnica permitió obtener datos directamente del paciente y de la patología que lo aqueja.

˙Interrogatorio Directo: se realizó por medio de las entrevistas a los pacientes.

˙Formulario (Anexo 2): en este caso fue fundamental ya que aportó datos particulares de cada paciente que permitió dar un diagnóstico certero y establecer una relación entre la presencia de las enfermedades osteoarticulares y la enfermedad periodontal.

Métodos de procesamiento, análisis de la información y técnicas a utilizar:

Los datos se almacenaron en un fichero de datos con el programa profesional estadístico SPSS versión 22 sobre Windows, la información se presentó en tablas y gráficos estadísticos, en su descripción se calcularon frecuencias absolutas, porcientos. Para el análisis se utilizaron pruebas no paramétricas como Chi cuadrado de independencia de factores.

Consideraciones éticas:

El estudio se llevó a cabo según las normas éticas internacionales para las investigaciones experimentales y biomédicas con humanos como el Código de Nüremberg, Declaración de Helsinki I y II, Principios de Ética Médica de Naciones Unidas, Normas éticas del CIOMS, Declaración Universal del Genoma Humano y los Derechos Humanos y normas éticas nacionales como son los principios de la Ética Médica. Normas éticas de buenas prácticas en la experimentación con humanos. Estas normas éticas se tuvieron en cuenta desde el diseño del proyecto de investigación, se aseguró su estricto cumplimiento a lo largo del proceso de estudio y que culminó con la presentación de los resultados.

La información obtenida se utilizó solo con este fin, se explicó a cada paciente en qué consistiría el estudio, se esclareció que no implicaría daño alguno para su salud, al respecto elaboramos un modelo de consentimiento informado (Anexo 1), el cual firmó cada paciente dentro de los principios básicos a tener en cuenta, a fin de satisfacer las exigencias morales, éticas y legales en la investigación con seres humanos y no violar los principios bioéticos de beneficencia, de no maleficencia, de autonomía y de justicia.

Resultados:

Tabla 1. Distribución según edad y sexo en pacientes con Enfermedad Periodontal Crónica y Enfermedades Osteoarticulares. Policlínico Nguyen Van Troi. Cascajal. Santo Domingo (enero 2023 a mayo 2024).

Edad	Sexo				Total	
	Femenino		Masculino			
	No.	%	No.	%	No.	%
51 - 55	3	9,4	3	9,4	6	18,8
56 - 60	4	12,5	5	15,6	9	28,1
61 - 65	6	18,8	4	12,5	10	31,3
66 - 70	5	15,6	2	6,3	7	21,9
Total	18	56,3	14	43,8	32	100

Fuente: Formulario

$X^2 = 1,750$ $p = 0,710$ No significativo

Se observó un predominio del sexo femenino con 18 pacientes, para un 56,3% del total. El sexo masculino estuvo representado por 14 pacientes para un 43,8% del total. Con respecto a los grupos etarios los que mayor representación tuvieron fueron de 61-65 y 56-60 años con 10 pacientes en el primer grupo para un 31,3% del total y 9 en el segundo para un 28,1%. El grupo que contó con menos representantes fue el de 51-55 años con 3 pacientes femeninas y 3 masculinos. No fue significativa la diferencia entre ambos sexos y grupos etarios.

Tabla 2. Relación Enfermedad Periodontal Crónica y Sexo.

Enfermedad Periodontal Crónica	Sexo				Total	
	Femenino		Masculino			
	No.	%	No.	%	No.	%
Gingivitis crónica	5	15,6	6	18,8	11	34,4
Periodontitis crónica	13	40,6	8	25,0	21	65,6
Total	18	56,3	14	43,8	32	100

Fuente: Formulario

$X^2 = 0,794$ $\qquad$ $p = 0,465$ No significativo

Se observó un predominio de la periodontitis crónica con 21 pacientes, para un 65,6% del total, existió una mayor representatividad en el sexo femenino con 13 pacientes, lo que representó un 40,6% del total. En el caso de la gingivitis crónica se presentó en 11 pacientes, que representó el 34,4%, y estuvo mayormente representada por el sexo masculino con 6 pacientes para un 18,8% del total. Estos resultados evidenciaron que los pacientes fueron más propensos a padecer de periodontitis crónica. No existió significación estadística en este caso.

Tabla 3. Relación Enfermedad Periodontal Crónica y Edad.

Edad	Enfermedad Periodontal Crónica				Total	
	Gingivitis crónica		Periodontitis crónica			
	No.	%	No.	%	No.	%
51 - 55	4	12,5	2	6,3	6	18,8
56 - 60	3	9,4	6	18,8	9	28,1
61 - 65	3	9,4	7	21,9	10	31,3
66 - 70	1	3,1	6	18,8	7	21,9
Total	11	34,4	21	65,6	32	100,0

Fuente: Formulario

$X^2 = 3,679$ $\qquad$ $p = 0,298$ $\qquad$ No significativo

El grupo etario más afectado con periodontitis crónica fue el de 61-65 años con 7 pacientes lo que representó el 21,9%, luego los grupos de 56 – 60 y 66 – 70 años con 6 pacientes cada uno que representó el 18,8%. El grupo de menos representatividad en este caso fue el de 51-55 años con 2 pacientes para un 6,3%. Con respecto a la gingivitis crónica estuvo mayormente representada en el grupo de 51-55 años con 4 pacientes que representó el 12,5%, y contó con menor representatividad en el grupo de 66-70 años con solo un paciente. Estos resultados demostraron que en las edades comprendidas entre 61-65 años existió mayor frecuencia de casos de enfermedad periodontal. Estos datos no tuvieron significación estadística.

Tabla 4. Relación Enfermedades Osteoarticulares y Sexo.

Enfermedades Osteoarticulares	Sexo				Total	
	Femenino		Masculino			
	No.	%	No.	%	No.	%
Osteoporosis	11	34,4	9	28,1	20	62,5
Artritis Reumatoide	7	21,9	5	15,6	12	37,5
Total	18	56,3	14	43,8	32	100

Fuente: Formulario

$X^2 = 0,794$ $p = 0,465$ No significativo

Se observó un predominio de la osteoporosis con 20 pacientes, para un 62,5% del total y existió una mayor representatividad en el sexo femenino con 11 pacientes, lo que representó un 34,4% del total. En el caso de la artritis reumatoide se presentó en 12 pacientes, para un 37,5%, y su mayor representación estuvo en el sexo femenino con 7 pacientes para un 21,9% del total. Estos resultados demostraron que el sexo femenino fue más propenso a sufrir estas patologías debido a los cambios hormonales que se producen en dicho género con el paso de los años. Los valores que se obtuvieron no fueron significativos.

Tabla 5. Relación Enfermedades Osteoarticulares y Edad.

Edad	Enfermedades Osteoarticulares				Total	
	Osteoporosis		Artritis Reumatoide			
	No.	%	No.	%	No.	%
51 - 55	4	12,5	2	6,3	6	18,8
56 - 60	6	18,8	3	9,4	9	28,1
61 - 65	7	21,9	3	9,4	10	31,3
66 - 70	3	9,4	4	12,5	7	21,9
Total	20	62,5	12	37,5	32	100

Fuente: Formulario

$X^2 = 3,679$ $\qquad$ p = 0,298 No significativo

El grupo etario más afectado con osteoporosis fue el de 61-65 años con 7 pacientes lo que representó el 21,9%, seguido por los grupos de 56 – 60 y 51 – 55 años con 6 y 4 pacientes respectivamente que representaron el 18,8% y 12,5%. El grupo de menos representatividad en este caso fue el de 66 - 70 años con 3 pacientes. Con respecto a la artritis reumatoide estuvo mayormente representada en el grupo de 66-70 años con 4 pacientes para un 12,5%, y contó con menor representatividad en el grupo de 51-55 años con 2 pacientes. Los datos reflejan que en las edades comprendidas entre 61-65 años existió mayor frecuencia de casos con enfermedad periodontal. Los datos no tuvieron significación estadística.

Tabla 6. Relación de los signos clínicos de la enfermedad periodontal crónica y las enfermedades osteoarticulares.

Signos de Enfermedad Periodontal Crónica	Artritis Reumatoide		Osteoporosis		Total	
	No.	%	No.	%	No.	%
Gingivorragia	11	34,4	18	56,3	29	90,6
Bolsas Virtuales	8	25	3	9,4	11	34,4
Bolsas Reales	4	12,5	17	53,1	21	65,6
Pérdida ósea	4	12,5	17	53,1	21	65,6
Movilidad Dentaria	4	12,5	17	53,1	21	65,6

Fuente: Formulario

$$X^2 = 3,679 \qquad p = 0,298 \quad \text{No significativo}$$

El signo clínico predominante fue la gingivorragia con 29 pacientes para un 90,6 %. Se destacaron además la presencia de bolsas reales, la pérdida ósea y la movilidad dentaria con valor igual de 21 pacientes para un 65,6%, en mayor medida en el caso de la osteoporosis con 18 pacientes para un 56,3%. En menor medida estuvo la presencia de bolsas virtuales con 11 pacientes que significaron el 34,4%. Demostrándose así como los signos clínicos fundamentales de la enfermedad periodontal crónica estuvieron presentes en los pacientes con enfermedades osteoarticulares de base. Estos datos no fueron significativos.

Tabla 7. Relación pérdida ósea y enfermedades osteoarticulares.

Pérdida Ósea	Artritis Reumatoide		Osteoporosis		Total	
	No	%	No	%	No	%
Horizontal	1	4,8	2	9,5	3	14,3
Vertical	3	14,3	15	71,4	18	85,7
Total	4	19,1	17	80,9	21	100

Fuente: Formulario

$X^2 = 8,875$ p = 0,003 Altamente Significativo

En el análisis de las pérdidas óseas estuvieron presentes en 21 pacientes. El tipo de pérdida ósea que predominó fue la vertical o angular con una representatividad de 18 pacientes para un 85,7 % y en el caso de las horizontales solo en 3 pacientes para un 14,3 %. La presencia de pérdidas óseas fue más evidente en el caso de la osteoporosis con 17 pacientes para un 80,9%. Lo que demostró que el hueso alveolar en pacientes con enfermedades osteoarticulares como artritis reumatoide y osteoporosis se reabsorbió notablemente, lo que tuvo alta significación para el estudio.

Tabla 8. Relación movilidad dentaria y las enfermedades osteoarticulares.

Movilidad Dentaria	Artritis Reumatoide		Osteoporosis		Total	
	No.	%	No.	%	No.	%
Grado 1	0	0,0	0	0,0	0	0,0
Grado 2	1	4,8	2	9,5	3	14,3
Grado 3	1	4,8	5	23,8	6	28,6
Grado 4	2	9,5	10	47,6	12	57,1
Total	4	19,1	17	80,9	21	100

Fuente: Formulario

$X^2 = 4,184$ $\qquad$ p = 0,382 $\qquad$ No significativo

La movilidad dentaria estuvo presente en 21 pacientes. Fue más marcada en los pacientes con osteoporosis presentándose en 17 de estos para un 80,9 % y en el caso de la artritis reumatoide fue de 4 pacientes para un 19,1 %. El tipo de movilidad que prevaleció fue la grado 4 con un total de 12 pacientes para un 57,1%, seguida de la grado 3 que tuvo 6 pacientes lo que representó un 28,6 %, le siguió la grado 2 con 3 pacientes para un14,3% y la grado 1 no tuvo ningún paciente. Fue un signo clínico que no presentó significación para el estudio.

Tabla 9. Relación bolsas reales y enfermedades osteoarticulares.

Bolsas Reales	Artritis Reumatoide		Osteoporosis		Total	
	No	%	No	%	No	%
3 mm	0	0,0	1	4,8	1	4,8
4 a 5 mm	1	4,8	2	9,5	3	14,3
bol> 6 mm	3	14,3	14	66,7	17	80,9
Total	4	19,1	17	81	21	100

Fuente: Formulario

$X^2 = 8,875$ p = 0,003 Altamente Significativo

Cuando se midieron las bolsas reales en el grupo de bolsas mayores o iguales a 6 mm se encontró la mayor cantidad de pacientes con 17 que fueron el 80,9%. Le siguió el grupo de 4 a 5 mm con 3 pacientes para un 14,3%. En cuanto a las bolsas que medían 3 mm las presentó solo 1 paciente para un 4,8%. Se comprobó así como la profundización patológica del surco gingival fue de gran importancia ya que la mayoría de los pacientes la presentaron y su valor fue de gran significación.

Tabla 10. Factores de riesgo asociados a enfermedad periodontal crónica y enfermedades osteoarticulares.

Factores de riesgo	Enfermedad Periodontal Crónica				Enfermedades Osteoarticulares			
	Gingivitis		Periodontitis		Osteoporosis		Artritis Reumatoide	
	No	%	No	%	No	%	No	%
PDB	11	34,4	21	65,6	16	50,0	7	21,9
Tabaco	6	18,8	12	37,5	10	31,3	9	28,1
Estrés	11	34,4	20	62,5	20	62,5	12	37,5
Inmunodeficiencias	2	6,3	3	9,4	10	31,3	10	31,3
Genética	10	31,3	12	37,5	14	43,8	8	25
Xerostomía	1	3,1	8	25	12	37,5	10	31,3
Hábitos lesivos	6	18,8	13	40,6	2	6,3	1	3,1
Higiene Bucal Deficiente	10	31,3	19	59,4	14	43,8	8	25

Fuente: Formulario

Los factores de riesgo con más incidencia sobre las enfermedades periodontales fueron la presencia de PDB, el estrés y la higiene bucal deficiente con 11 pacientes en los casos de PDB y estrés y 10 en la higiene bucal deficiente para la gingivitis crónica, que representaron un 34,4% y 31,3% respectivamente; con relación a la periodontitis crónica también predominaron estos factores con valores de 21 pacientes con presencia de PDB para un 65,6%, el estrés con 20 pacientes para un 62,5% y la higiene bucal deficiente con 19 pacientes para un 59,4 %. Con respecto a las enfermedades osteoarticulares en el caso de la osteoporosis hubo más representatividad en el estrés con 20 pacientes lo que representó un 62,5% y la presencia de placa dentobacteriana con 16 pacientes para un 50 %. En el caso de la artritis reumatoide también fue el estrés, pero con 12 pacientes para un 37,5%, seguido de la xerostomía e inmunodeficiencias ambos con 10 pacientes para un 31,3%. Estos resultados demostraron que el estrés jugó un papel fundamental tanto en la aparición de periodontopatías como en la aparición de enfermedades óseas.

Tabla 11. Relación Enfermedad Periodontal Crónica y Osteoporosis.

Enfermedad Periodontal crónica	Osteoporosis			
	Sí		No.	
	No.	%	No.	%
Gingivitis crónica	3	9,4	8	25,0
Periodontitis crónica	17	53,1	4	12,5
Total	20	62,5	12	37,5

Fuente: Formulario

$X^2 = 8,875$ $p = 0,003$ Altamente Significativo

La periodontitis crónica fue la enfermedad periodontal que más predominó en los pacientes con osteoporosis con 17 pacientes que representó un 53,1% del total. Mientras que la gingivitis crónica tuvo a 3 pacientes para un 9,4%. Observándose como la osteoporosis y la periodontitis al tener patrones de destrucción ósea similares se manifestaron en combinación en mayor medida en los pacientes y su relación tuvo elevada significación al análisis estadístico.

Tabla 12. Relación Enfermedad Periodontal Crónica y Artritis Reumatoide

Enfermedad Periodontal Crónica	Artritis Reumatoide			
	Sí		No.	
	No.	%	No.	%
Gingivitis crónica	8	25,0	3	9,4
Periodontitis crónica	4	12,5	17	53,1
Total	12	37,5	20	62,5

Fuente: Formulario

$X^2 = 8,875$ $\qquad$ p = 0,003 Altamente Significativo

La enfermedad periodontal que prevaleció en relación con la artritis reumatoide fue la gingivitis crónica con 8 pacientes que representaron el 25,0 % del total. En el caso de la periodontitis crónica existieron 4 pacientes que manifestaron ambas enfermedades al mismo tiempo, lo que constituyó el 12,5% del total. Con lo cual se evidenció mayor vínculo de la artritis reumatoide con la gingivitis. La relación entre estas enfermedades tuvo alta significación.

Discusión de los resultados:

Se observó que el grupo etario más afectado por la enfermedad periodontal crónica y las enfermedades osteoarticulares fue el de 61 a 65 años y el sexo fue el femenino. Estos resultados coincidieron con los obtenidos por González Febles [14] en este grupo etario; sin embargo, difieren de los resultados de Soto [53] y Garrido [71] tanto en el sexo como en el grupo de edad. Antúnez [58] reportó mayor afectación en el grupo de 35 a 49 años lo cual guardó similitud con el presente trabajo y no coincidió en relación al sexo. No se encontró relación estadísticamente significativa entre la edad y el sexo. También se asemejó al de Camaño [60], en cuyo estudio predominó el sexo femenino.

Según el criterio de la autora, en el rango de 51 a 55 años la mujer sufre una serie de trastornos hormonales vinculados a la menopausia lo que hace que comience a sufrir síntomas bucales propios de esta situación fisiológica. Repercutiendo además que, en esta etapa, en general, comienzan a aparecer nuevas patologías sistémicas que propician despreocupación por su salud bucal.

Loredo [22] expuso que la mayor afectación en cuanto al sexo podía estar ligada a que el género femenino era más susceptible a la morbilidad dental. Iglesias Estrada [57] informó resultados diferentes, presentándose las afecciones más frecuentes en los hombres.

La enfermedad periodontal fue diagnosticada según las características clínicas y uso de Rx. Predominó la periodontitis crónica y la gingivitis crónica fue la que contó con menos representatividad. El sexo femenino fue el predominante. Según estudio realizado por Heras Barsallo [5], la gingivitis crónica predominó con respecto a la periodontitis crónica debido a la cobertura de los servicios que con tratamiento oportuno evitaban el avance de la enfermedad a un estadío superior. Estuvo influenciada por factores socioeconómicos y factores socioculturales. Lo cual no concordó con esta investigación.

Según los grupos de edades en la muestra predominó el de 61 a 65 años. Este comportamiento demostró que este período de edad tenía mayor susceptibilidad a desarrollar la enfermedad periodontal crónica. Villegas Rojas [31] refiere que, según la edad, la enfermedad periodontal fue más o menos frecuente lo cual dependía de las características propias de cada paciente, pero la mayoría fue más frecuente en la adultez, lo cual reafirmó los resultados obtenidos en esta investigación.

En el caso de las enfermedades osteoarticulares predominó también el sexo femenino y la osteoporosis tuvo mayor representatividad con respecto a la artritis reumatoide. Autores como Almutairi[15] y Armas[59] en sus estudios coincidieron con estos datos. Mientras en el estudio de Bedoya[62] predominó el sexo masculino al analizar las enfermedades osteoarticulares en trabajadores del sector agrícola. El presente estudio demostró con estos datos puntos de coincidencia con respecto a la enfermedad periodontal.

Predominó la edad de 61 a 65 años para los pacientes con enfermedades osteoarticulares como sucedió con Pino Falconí [64], que manifestó: En todos los casos y según aumentaba la edad de las participantes los valores densitométricos de las mujeres con periodontitis fueron menores que los de las mujeres sin periodontitis.

Los signos clínicos de la enfermedad periodontal crónica que predominaron en relación con las enfermedades osteoarticulares fueron la gingivorragia, las bolsas virtuales, bolsas reales, pérdida ósea y movilidad dentaria. Donde predominó la gingivorragia.

El autor Soto-Gil [53] reportó un aumento en el índice de sangrado y en el sondaje en pacientes con artritis reumatoide, aunque para Dris Hamed [52] no existían estas diferencias en este parámetro.

En la literatura, se encontró el estudio del autor Katz JD [10] el cual manifestó diferencias significativas en cuanto a la pérdida de inserción y las bolsas periodontales, que fueron significativamente mayores en pacientes con artritis reumatoide. En contraposición, estuvo el análisis de Molon RS [13] que no encontró esta diferencia entre los pacientes con artritis reumatoide y los que no la padecían.

A pesar de que se mostraron diferencias entre pacientes con artritis reumatoide con o sin enfermedad periodontal los resultados no son estadísticamente significativos como sucedió con el investigador Ferrer F. [68] en su análisis.

En relación a la osteoporosis se reportó relación entre baja masa ósea y disminución de la pérdida de inserción clínica, tal fue el caso del estudio científico a mujeres menopáusicas de Fonseca A. [77] que demostró que los niveles más altos de pérdida de inserción clínica se presentaban en aquellos con una densidad ósea menor, además presentaban una profundidad de bolsa y pérdida de hueso alveolar interproximal significativamente mayores en comparación con el grupo no osteoporótico, lo anterior coincidió con los valores que se presentan en esta investigación donde la presencia de bolsas reales y las pérdidas óseas verticales fueron predominantes. También la presencia o ausencia de placa subgingival se asoció con la densidad mineral ósea y el límite amelocementario planteado así por Manjunath SH [72] en su investigación.

Concordó este reporte con el estudio reciente del autor Mongkornkarn S. [73] que mostró como en aquellos pacientes con una higiene bucal reducida y con periodontitis grave presentaban también osteoporosis, otro como Ayed MS. [74] concluyó que la osteoporosis fue un factor de riesgo importante para la enfermedad periodontal y parecía actuar como un impulsor de esta.

Con respecto a los factores de riesgo comunes a las enfermedades en cuestión fueron relevantes el estrés y la presencia de placa dentobacteriana, siendo superiores los valores tanto para las enfermedades periodontales como para las enfermedades osteoarticulares. Se demostró un aumento de la cantidad de placa dentobacteriana en pacientes con artritis reumatoide respecto a pacientes con ausencia de la enfermedad como ocurrió con lo planteado por Soto-Gil [53]. Otro estudio, el de Cuenca Miño [29] mostró que los niveles de anticuerpos eran significativamente más elevados en pacientes con artritis reumatoide y enfermedad periodontal avanzada, que en pacientes con artritis reumatoide, sin enfermedad periodontal. Sin embargo, Borja Ibarra K. [75] no encontró tales diferencias, llegó incluso a observar algunos que existía mejoría en la cantidad de placa en los pacientes con artritis reumatoide. Con respecto al estrés se reveló que producía una disregulación del sistema inmune, a través de complejas interacciones con el eje neuroendocrino. En la enfermedad periodontal, este factor, además de generar una alteración directa de la respuesta inmune, podía intervenir a través de las conductas no saludables, que aumentaban el riesgo de desarrollar dicha afección. En muchos pacientes, se observó que, las primeras manifestaciones y los brotes sintomáticos de la artritis reumatoide eran precedidas por épocas de estrés como se constató en los estudios de Dris Hamed [52] y Guevara [11].

Se comprobó con el estudio el vínculo de la enfermedad periodontal y la osteoporosis, en lo que prevaleció en el caso de la periodontitis. Coincidió con los hallazgos encontrados Vizcaíno Bautista [16] que planteó que las dos enfermedades presentaban similitudes. Tanto la osteoporosis como las enfermedades periodontales son procesos que compartían mecanismos patogénicos y que estuvieron determinadas por la disminución de masa ósea y la reabsorción gradual de hueso; presentaban una prevalencia que aumentaba conforme la población envejecía. Su progresión o severidad podía condicionar afectación local o sistémica. No se concordó con el estudio de Jordán PM[17] el cual manifestó que los datos no eran concluyentes como para establecer una sólida relación entre ambas enfermedades.

Cuando analizamos entonces la enfermedad periodontal y la artritis reumatoide se pudo observar como se relacionó más con la gingivitis. Ambas enfermedades se caracterizaron por inflamación crónica, daño en el tejido blando, respuesta inmune celular y humoral similar y un fondo genético común. En cuanto a la relación entre periodontitis y artritis reumatoide, estuvo dada por el aumento significativo y constante de los mediadores genéticos e inflamatorios, así como, los productos microbianos endotoxinas, estas características comunes fueron demostradas por el autor Hernández Batista [61] en su análisis.

Los resultados que se obtuvieron durante esta investigación no coincidieron con el estudio de Rodríguez Lozano y colab. [76] donde se observó una asociación estadísticamente significativa entre la periodontitis y la artritis reumatoide. Con respecto a los controles, los pacientes con artritis reumatoide presentaron peor estado periodontal, el cual fue estadísticamente significativo. Tras el modelo de regresión ordinal se observó una asociación estadísticamente significativa entre la severidad de la periodontitis y la actividad de la artritis reumatoide.

Conclusiones:

- En el estudio realizado se observó que el grupo etario más afectado fue el de 61 - 65 con mayor representatividad en el sexo femenino.

- Se observó un predominio de los signos clínicos de la enfermedad periodontal crónica destacándose la gingivorragia, seguido de la presencia de bolsas reales, pérdidas óseas y movilidad dentaria en relación con las enfermedades osteoarticulares artritis reumatoide y osteoporosis.

- Los factores de riesgo con más incidencia sobre las enfermedades periodontales crónicas fueron la presencia de PDB y el estrés.

- Se demostró una relación entre las enfermedades periodontales gingivitis crónica y periodontitis crónica y las enfermedades osteoarticulares artritis reumatoide y osteoporosis. Los pacientes con osteoporosis guardaron más relación con la aparición de la periodontitis crónica. Mientras que los que padecían de artritis reumatoide presentaron más vínculo con la gingivitis crónica.

Referencias Bibliografícas:

1. Uzho Cabrera AJ. Diabetes mellitus y enfermedad periodontal en pacientes jóvenes [Internet]. Guayaquil:[s.l] 2019.(Citado 2024,Ene 21). Disponible en: http://repositorio.ug.edu.ec/bitstream/redug/44269/1/UZHOalonso.pdf

2. La OMS estima que las enfermedades orales afectan a casi 3.500 millones de personas [Internet]. Madrid; 2023.(Citado 2023,Jun 11) Disponible en: https://www.infosalus.com/salud-investigacion/noticia))oms-estima-enfermedades-orales-afectan-casi-3500-millones-personas-20200320140129.html

3. Mamani Cahuata Balia. La enfermedad periodontal como factor de riesgo para enfermedades sistémicas en Latinoamérica. Revisión Bibliográfica. Perú. 2021

4. Bilgin Çetin, M., Sezgin, Y., Nisancı Yilmaz, M. N., & Köseoğlu Seçgin, C. . Assessment of carotid artery calcifications on digital panoramic radiographs and their relationship with periodontal condition and cardiovascular risk factors. International Dental Journal.(2020) doi:10.1111/idj.12618

5. Heras Barsallo MR. Prevalencia de la enfermedad periodontal en adultos de Latinoamérica [Internet]. 2021.(Citado 2024,Feb 16) Disponible en: https://dspace.ucacue.edu.ec/handle/ucacue/11337

6. Gamonal J, Bravo J, Malheiros Z, Stewart B, Morales A, Cavalla F, Gomez M. Enfermedad periodontal y su impacto en el estado general de la salud en América Latina. Sección I: Introducción (parte I). Braz Oral Res. 2019; 34(1):e024.

7. González Díaz ME y colectivo de autores. Compendio de Periodoncia. La Habana: Editorial Ciencias Médicas;2017

8. Morffi Serrano Y. Repercusión social y económica de las periodontopatías en la población. CCM [Internet] 2015 [citado 2023, Abr 12];19(2): [aprox. 6 p.]. Disponible   en:

http://scieloprueba.sld.cu/scielo.php?script=sci_arttext&pid=S1560-43812015000200017&lng=es&nrm=iso

9. Hartvigsen J, Hancock MJ, Kongsted A, et al. What low back pain is and why we need to pay attention. Lancet 2018; 391: 2356–67.

10. Katz JD, Walitt B. Rheumatic diseases in older adults. Rheum Dis Clin N Am. 2018 [Acceso 2023, Jun 14]; 44(3):13-14. Disponible en: https://doi.org/10.1016/j.rdc.2018.05.001

11. Guevara Acurio Ángela Lissette, Ramos Veintimilla Wendy Yadira, Guevara Leguisano Daniel Asdruval, Pino Falconí Pablo Ernesto. Enfoques terapéuticos de la osteoporosis. Rev Cuba Reumatol [Internet]. 2022 Abr [citado 2024 Feb 16]; 24(1):e237. Disponible en: http://scielo.sld.cu/scielo.php?script=sci_arttext&pid=S1817-59962022000100012&lng=es. Epub 01-Abr-2022.

12. Cieza, A., Causey, K., Kamenov, K., Hanson, S. W., Chatterji, S., &Vos, T. (2020). Global estimates of the need for rehabilitation based on the Global Burden of Disease study 2019: a systematic analysis for the Global Burden of Disease Study 2019. The Lancet, 396(10267).

13. de Molon RS, Rossa C Jr, Thurlings RM, Cirelli JA, Koenders MI. Linkage of Periodontitis and Rheumatoid Arthritis: Current Evidence and Potential Biological Interactions. IJMS. 2019 Sep; 20(18): 4541–35.

14. González Febles Jerián. Asociación entre la severidad de la periodontitis y la severidad de la artritis reumatoide. Tesis Doctoral. Madrid 2021

15. Almutairi K, Nossent J, Preen D, Keen H, Inderjeeth C. The global prevalence of rheumatoid arthritis: a meta-analysis based on a systematic review. Rheumatol Int. 2nd ed. Springer Berlin Heidelberg; 2020 Nov 11; 6: 468–15.

16. Vizcaíno Bautista Estefany Nataly. Enfermedad periodontal y osteoporosis. Trabajo de grado. Guayaquil: Universidad de Guayaquil, 2020. Oct

17. Jordán PM, Blanco PME, Saavedra JLM, et al. Osteoporosis, un problema de

salud de estos tiempos. Rev Méd Electrón. 2021; 43(2): 12 – 16.

18. Ministerio de Salud Pública. Anuario Estadístico de Salud de Cuba 2020. La Habana: MINSAP; 2021 [citado 20 Abr 2023]. Disponible en: https://files.sld.cu/bvscuba/files/2021/08/Anuario-Estadistico-Espa%c3%b1ol-2020-Definitivo.pdf

19. Sojod B, Périer JM, Zalcberg A, Bouzegza S, El Halabi B, Anagnostou F. Enfermedad periodontal y salud general. EMC-Tratado de Medicina [Internet]. 2022 Mar [citado 12 Jul 2023]; 26(1): 1-8.Disponible en: https://www.sciencedirect.com/science/article/abs/pii/S1636541022460430

20. Pardo Romero Fredy F, Hernández Luis J. Enfermedad periodontal: enfoques epidemiológicos para su análisis como problema de salud pública. Revista de Salud Pública. 2018; 20(2):5-8. Disponible en: https://doi.org/10.15446/rsap.V20n2.64

21. Acosta Cruz A, Céspedes Alfonso M, Mayán Reina E. Factores de riesgo y enfermedad periodontal inmunoinflamatoria crónica en la Clínica Estomatológica Ana Betancourt. Rev 16 de Abril. 2021; 60(259)

22. Loredo Sandoval Yenit, Cruz Morales Rosario, Cazamayor Laime Zuleica, Montero Arguelles Mayra. Comportamiento de la enfermedad periodontal inmunoinflamatoria crónica. Jovellanos. Matanzas. Rev. Med. Electrón. [Internet]. 2019 Feb [citado 2024 Ene 25]; 41(1:78-89. Disponible en: http://scielo.sld.cu/scielo.php?script=sci_arttext&pid=S1684-18242019000100078&lng=es.

23. Muhammad, N., Al-Ansari, A., Khalifa, A.-K., Muhanad, A., Balgis, G., & Khalid, A. Global Prevalence of Periodontal Disease and Lack of Its Surveillance. The scientific World Journal, 2020(Citado 2024, Mar 2); (5):1-8. Disponible en: https://doi.org/10.1155/2020/2146160

24. Martínez Martínez C. Alicia, Llerena E. María, Peña Herrera Manosalva S. María. Prevalencia de enfermedad periodontal y factores de riesgo asociados.

Dom Cienc. 2017(Citado 2024, Feb 24); 3(1):12-16. Disponible en http://dx.doi.org/10.23857/dom.cien.pocaip.2017.3.1.99-108

25. Liccardo D, Cannavo A, Spagnuolo G, Ferrara N, Cittadini A, Rengo C, et al. Periodontal Disease: A Risk Factor for Diabetes and Cardiovascular Disease. Int J Mol Sci. 2019[citado 2023, Jun 25]; 20(6): 1414. Disponible en: https://www.ncbi.nlm.nih.gov/pmc/articles/PMC6470716/pdf/ijms-20-01414.pdf

26. Corona Martínez JD, Pérez Soto E, Sánchez Monroy V. Identificación molecular de bacterias en salud y enfermedad periodontal. Rev Odont Mex. 2019[citado 2023, Jun 25]; 23(1): 23-30. Disponible en: http://www.scielo.org.mx/scielo.php?script=sci_arttext&pid=S1870-199X2019000100023&lng=es

27. Sánchez Artigas R, Sánchez Sánchez JR, Sigcho Romero CR, Expósito Lara A. Factores de riesgo de la enfermedad periodontal. Correo Científico Médico (CCM) 2021; 25(1): 25-36.

28. Martínez Pérez ML, Camejo Roviralta L, Sánchez Sánchez RJ. Relación entre la enfermedad periodontal y la cardiopatía isquémica. CCM. 2019 [citado 2023, Agos 16]; 23(4): [aprox. 6 p]. Disponible en: http://www.revcocmed.sld.cu/index.php/cocmed/article/view/3345

29. Cuenca Miño Daniel Humberto. Factores de riesgo relacionados con la enfermedad periodontal. Perú: Universidad de Guayaquil; Oct 2020.

30. de la Hoz Rojas Liset, Sarduy Bermúdez Lázaro, Daniel Saura Jesús, Pérez de la Hoz Ana Beatriz, Ruiz Rodríguez Ernesto Luis, Ramos Morales Ana Laura. Patogenio Web en Periodoncia. Villa Clara: Universidad de Ciencias Médicas; 2020.

31. Villegas Rojas Ivernis Mercedes, Díaz Rivero Abdiel, Domínguez Fernández Yodenis, Solís Cabrera Berta Alina, Tabares Alonso Yadelis. Prevalencia y gravedad de la enfermedad periodontal en pacientes diabéticos. Rev. Med. Electrón [Internet]. 2018 Dic [citado 2024 Ene 25]: 40(6): 1911-30. Disponible

en: http://scielo.sld.cu/scielo.php?script=sci_arttext&pid=S1684-18242018000601911&lng=es.

32. Zhang Y, He J, He B, Huang R, Li M. Effect of tobacco on periodontal disease and oral cancer. Tob Induc Dis. 2019[citado 2023 Ene 14]; 17:40. Disponible en: https://doi.org/10.18332/tid/106187

33. Pardo Romero, F. F., & Hernández, L. J. Enfermedad periodontal: Enfoques epidemiológicos para su análisis como problema de salud pública. Revista de Salud Pública. 2018(Citado 2024, Jun 24); 20:258–64. Disponible en: https://doi.org/10.15446/rsap.v20n2.64654

34. Bombino, L. P., Pimentel, B. F. T., & Cabarrocas, F. V. Enfermedad periodontal inflamatoria crónica y enfermedades cardiovasculares. Guayaquil; 2020. p 23.

35. López Tovar GP. Epidemiología de la enfermedad periodontal. Perú: Universidad de Guayaquil; 2021 Sep

36. Ko, T.-J., Byrd, K., & Kim, S. The Chairside Periodontal Diagnostic Toolkit: Past, Present, and future. Diagnostics. 2021(Citado 2024, Feb 16); 11(6):1-23. doi: https://doi.org/10.3390/diagnostics11060932

37. Herrera David, Figuero Elena, Lior Shapira, Jin Lijian, Sanz Mariano.La nueva clasificación de las enfermedades periodontales y periimplantarias.Revista Científica de la Sociedad Española de Periodoncia. 2018; 11(5): p14.

38. Albandar JM, Susin C, Hughes FJ. Manifestations of systemic diseases and conditions that affect the periodontal attachment apparatus: Case definitions and diagnostic considerations. Journal of Clinical Periodontology. 2018; 45, S89-S171.

39. Araujo M, Lindhe J. Periimplant health. Journal of Clinical Periodontology (2018)45; S230-S236.

40. Berglundh T, Armitage GC, Ávila-Ortiz G y cols. Consensus Report: Periimplant Diseases and Conditions. Journal of Clinical Periodontology.

(2018)45, S286-S291.

41. Chapple ILC, Mealey BL, van Dyke TE y cols. Consensus report: Periodontal health and gingival diseases/conditions. Journal of Clinical Periodontology (2018) 45, S68-S77.

42. Lang NP, Bartold PM. Periodontal health. Journal of Clinical Periodontology (2018) 45, S9-S16.

43. Cárdenas-Valenzuela Paola, Guzmán-Gastelum Dalia Abril, Valera-González Eligio, Cuevas-González Juan Carlos, Zambrano-Galván Graciela, García-Calderón Alma Graciela. Principales Criterios de Diagnóstico de la Nueva Clasificación de Enfermedades y Condiciones Periodontales. Int. J. Odontostomat. [Internet]. 2021 Mar [citado 2024 Feb 07]; 15(1):175-80. Disponible en: http://www.scielo.cl/scielo.php?script=sci_arttext&pid=S0718-381X2021000100175&lng=es. http://dx.doi.org/10.4067/S0718-381X2021000100175

44. Graetz, C.; Mann, L.; Krois, J.; Sälzer, S.; Kahl M.; Springer, C. & Schwendicke, F. Comparison of periodontitis patients' classification in the 2018 versus 1999 classification. J. Clin. Periodontol. 2019,46(9):908-17.

45. Dietrich, T.; Ower, P.; Tank, M.; West, N. X.; Walter, C.; Needleman, I.; Hughes, F. J.; Wadia, R.; Milward, M. R.; Hodge, P. J.; et al. Periodontal diagnosis in the context of the 2017 classification system of periodontal diseases and conditions - implementation in clinical practice. Br. Dent. J.2019; 226(1):16-22.

46. Zerón Agustín. La nueva clasificación de enfermedades periodontales. Revista ADM.2018 May Jun,LXXV(3)

47. Gutiérrez-Romero Fabiola, Padilla-Avalos César Augusto, Marroquín-Soto Consuelo. Enfermedad periodontal en Latinoamérica: enfoque regional y estrategia sanitaria. Rev. salud pública [Internet]. Agosto de 2022 [consultado el 7 de febrero de 2024]; 24(4):6-10. Disponible en:

http://www.scielo.org.co/scielo.php?script=sci_arttext&pid=S0124-00642022000400130&lng=en.

48. Peres MA, Macpherson LMD, Weyant RJ, Daly B, Venturelli R, Mathur MR, et al. Oral diseases: a global public health challenge. Lancet. 2019; 394(10194):249-60. Disponible en: https://doi.org/10.1016/s0140-6736(19)31146-8.

49. López Sandoval MB. Manejo de la antibióticoterapia en la enfermedad periodontal. Perú: Universidad de Guayaquil; 2019 Sep

50. Palenzuela-Ramos Y, Moreira-Díaz LR, Padrón-Álvarez JE. Osteogénesis imperfecta, reporte de un caso. Lugar de edición: Universidad Médica Pinareña. 2020; 16(2):1-6.

51. Valdéz Mérito Rafael Moisés. Patologias_Osteoarticulares. Clase 19. 2018

52. Dris Hamed AF. Asociación entre la enfermedad periodontal y la artritis reumatoide [tesis]. Sevilla: Universidad de Sevilla; 2020 [citado 2023, Jul 28]. Disponible en: https://idus.us.es/bitstream/handle/11441/104470/Asociaci%c3%b3n%20entre%20la%20enfermedad%20periodontal%20y%20la%20artritis%20reumatoide.pdf?sequence=1&isAllowed=y

53. Soto-Gil Marileivy, Gil-Figueroa Bertha Vivian, Careaga-Valido Dianelys. Manifestaciones de la enfermedad periodontal en pacientes con artritis reumatoide. Arch Méd Camagüey [Internet]. 2023 [citado 2024 Feb 07]; 27:e9452. Disponible en: http://scielo.sld.cu/scielo.php?script=sci_arttext&pid=S1025-02552023000100029&lng=es. Epub 25-Abr-2023.

54. Kamer AR, Craig RG, Niederman R, Fortea J, de Leon MJ. Periodontal disease as a possible cause for Alzheimer's disease. Periodontol 2000. John Wiley & Sons, Ltd; 2020 Jun; 83(1):242–71.

55. Sanz M, Marco del Castillo A, Jepsen S, González Juanatey JR, D'Aiuto F,

Bouchard P, et al. Periodontitis and cardiovascular diseases: Consensus report. J Clin Periodontol. 2020 Feb 3; 311(14):e318–21.

56. Figuero E, Han YW, Furuichi Y. Periodontal diseases and adverse pregnancy outcomes: Mechanisms. Periodontol 2000. John Wiley & Sons, Ltd; 2020 Jun; 83(1):175–88.

57. Iglesias Estrada YH, Viamontes Beltrán J, Rodríguez Caballero RR, Mazorra Rivera A. Manifestaciones de la enfermedad periodontal en pacientes con artritis reumatoide. Revista Progaleno [Internet]. 2018 [citado 2023, Jul 12]; 1(2). Disponible en: https://revprogaleno.sld.cu/index.php/progaleno/article/view/18/13

58. Antúnez Fernández FI. Enfermedad periodontal y su relación con enfermedades sistémicas [tesis]. Xochimilco: Universidad Autónoma Metropolitana; 2021 [citado 2023, Jul 12]. Disponible en: Disponible en: https://repositorio.xoc.uam.mx/jspui/bitstream/123456789/26229/1/cbsCD13042 2163310ypap.pdf

59. Armas Rodríguez WE, Alarcón Medina GA, Ocampo Dávila FD, Arteaga CM, Arteaga Paredes PA. Artritis reumatoide, diagnóstico, evolución y tratamiento. Rev cuban reumatol [Internet]. 2019 [citado 2023, Jul 12]; 21(3):[aprox. p7]. Disponible en: Disponible en: https://revreumatologia.sld.cu/index.php/reumatologia/article/view/759/html

60. Camaño Carballo L, Pimienta Concepción I. Afectación bucal en pacientes con artritis reumatoide. Rev cuban reumatol [Internet]. 2020 [citado 2023, Jul 12]; 22(2). Disponible en: Disponible en: https://revreumatologia.sld.cu/index.php/reumatologia/article/view/783/1475

61. Hernández Batista SC, Villafuerte Morales JE, Chimbolema Mullo SO, Pilamunga Lema CL. Factores de riesgo cardiovascular en pacientes con enfermedades reumáticas. Rev cuban reumatol [Internet]. 2020 Abr [citado 2023, Jul 28]; 22(1). Disponible en: Disponible en:

https://revreumatologia.sld.cu/index.php/reumatologia/article/view/723/1434

62. Bedoya Narvaez Daniela, Fernández Aragón Laura V. Relación de las enfermedades osteomusculares y osteoarticulares con la exposición al peligro biomecánico en trabajadores del sector agrícola a nivel mundial en los últimos ocho años. Institución Universitaria Antonio José.Santiago de Cali.2020.

63. Acosta Cruz A, Céspedes Alfonso M, Mayán Reina G. Factores de riesgo y enfermedad periodontal inmunoinflamatoria crónica en la Clínica Estomatológica Ana Betancourt. 16 de Abril [Internet]. 2021 [citado 2023, Jul 16]; 60(259):e1085. Disponible en: https://www.medigraphic.com/pdfs/abril/abr-2021/abr21279h.pdf

64. Pino Falconí PE, Moya Romero KS, Ramos Veintimilla WY, Guevara Acurio AL. Patogenia de la artritis reumatoide, manejo terapéutico actual y perspectivas futuras. Rev cuban reumatol [Internet]. 2021 Sep-Dic [citado 2023, Jul 16]; 23(3):3-6. Disponible en: http://scielo.sld.cu/scielo.php?script=sci_arttext&pid=S1817-599620210003 00010

65. Rodríguez-Montaño R, Aguilar-Carrillo JA, Bernard-Medina AG, Martínez-Rodríguez VMC, Gómez-Meda BC, Guerrero-Velázquez C. Relación de la periodontitis y artritis reumatoide a través del eje IL-23/IL-17ª. Rev Mex Periodontol [Internet]. 2019 [citado 2023, Jul 28]; X (3):69-76. Disponible en: https://www.medigraphic.com/pdfs/periodontologia/mp-2019/mp193g.pdf

66. Durán Garnica O, Martínez Sandoval G, Rodríguez Pulido J, Chapa G, Enríquez M. Asociación de artritis reumatoide y periodontitis. Odontología Actual [Internet]. 2020 Dic [citado 2023, Jul 28]; 17(212):28-34. Disponible en: https://doi.org/10.2307/j.ctv103xbr4.5

67. Peña Cardelles JF, Ortega Concepción D, Cano Durán JA, Melero Alarcón C, Sánchez Labrador Martínez L, De Arriba de la Fuente L, et at. Manifestaciones

orales relacionadas con la artritis reumatoide. Revisión a propósito de un caso.Cient Dent [Internet]. 2019 [citado 2023, Jul 12] ;(16)1:73-6. Disponible en:https://coem.org.es/pdf/publicaciones/cientifica/vol16num1/ArtritisReumatoide.pdf

68. Ferrer F, Lugo G. Parámetros clínicos periodontales en pacientes con diagnóstico de artritis reumatoidea adscritos al servicio de reumatología del Hospital Clínico Universitario. Serie de casos. Odous Científica [Internet]. 2019 Jul-Dic [citado 2023, Jul 15]; 20(2):147-164. Disponible en: http://servicio.bc.uc.edu.ve/odontologia/revista/vol20n2/art06.pdf

69. Cordoví Jiménez A, Díaz Valdés L, Valle Lizama RL, Pérez García LM. Enfermedad periodontal inmunoinflamatoria crónica y factores de riesgo en adolescentes de instituciones deportivas. Gac Méd Espirit [Internet]. 2021 Sep-Dic [citado 2023, Jul 15]; 23(3):74-83. Disponible en: http://scielo.sld.cu/scielo.php?script=sci_arttext&pid=S1608-89212021000300074&lng=es

70. Valarezo Farias SI. Relación de patógenos periodontales con enfermedades sistémicas [tesis]. Guayaquil: Universidad de Guayaquil; 2021 [citado 2023, Jul 15   ]   Disponible   en: http://repositorio.ug.edu.ec/bitstream/redug/56077/1/3967VALAREZOsalomon.pdf

71. Garrido Martínez M. Relación entre Enfermedad Periodontal y Osteoporosis. Granada: Universidad de Granada. Tesis doctorales. 2016-2019. Disponible en: http:\\hdl.handle.net\10481\70163.

72. Manjunath SH, Rakhewar P, Nahar P, Tambe V, Gabhane M, Kharde A. Evaluation of the Prevalence and Severity of Periodontal Diseases between Osteoporotic and Nonosteoporotic Subject: A Cross sectional Comparative Study. The journal of contemporary dental practice. 2019 Oct 1; 20(10):1223_8.

73. Mongkornkarn s, Suthasinekul R, Sritara C, Lertpimonchai A, Tamsailom S,

Udomsak A. Significant association between skeletal bone mineral density and moderate to severe periodontitis in fair oral hygiene individuals. Journal of investigative and clinical dentistry. 2019 nov 1;10(4):e12441

74. Ayed MS, Alsharif AF, Divakar DD, Jhugroo C, Alosaimi B, Mustafa M. Evaluating the possible association between systemic osteoporosis and periodontal disease progression in postmenopausal women. Disease a Month.2019 Jun1, 6586:193-215.

75. Borja Ibarra. Factores de riesgo para enfermedades periodontales.Universidad de Guayaquil.2021 Oct 26.

76. Rodríguez-Lozano Beatriz y colab. Asociación entre la severidad de la Periodontitis y la actividad clínica de la enfermedad en pacientes con Artritis Reumatoide: un estudio de casos y controles. 2019(Citado 2024, Feb 16); 21:27. Disponible en: https://doi.org/10.1186/s13075-019-1808-z

Fonseca, A., & Rueda, R. Efectividad de la terapia hormonal de reemplazo como coadyuvante en el tratamiento de periodontitis en pacientes con osteoporosis. ODOUS CIENTIFICA, 2019(Citado 2024, Feb 16); (3):97-108.

Anexo 2:

Formulario:

Nombre y apellidos:

Edad:

Sexo: __F   __M

HEA:____

____

____

Patologías óseas presentes:

__ Artritis Reumatoide   __ Osteoporosis

Patologías de inmunodeficiencia: _ Sí   __No

Antecedentes familiares de enfermedad periodontal crónica: _Sí   _No

Estrés: _Sí _No

Hábitos presentes:

Cepillado dental, veces al día: __1 __2 __3 __4 __Ninguna.

Fumador: __Sí __No

Masticación: __Unilateral   __Bilateral

Signos y síntomas de la enfermedad periodontal crónica:

_ Sangramiento al cepillado

_ Sangramiento al sondeo

_ Encías edematosas

_ Pérdida parcial del punteado

_ Pérdida de la morfología marginal o papilar

_ Movilidad dentaria

_ Recesión periodontal

_ Bolsas periodontales:

    _ Reales: _3 mm _4 a 5 mm _bol> 6 mm

    _ Virtuales

_ Halitosis

_ Pérdidas óseas: _ Horizontales   _ Verticales

_ Placa Dentobacteriana

_ Xerostomía

Diagnóstico Periodontal:

_ Gingivitis crónica   _ Periodontitis crónica

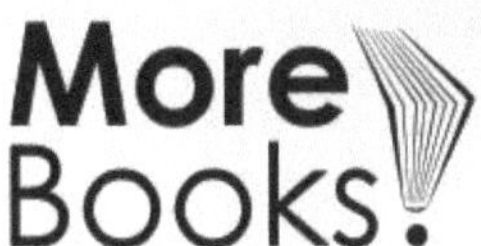

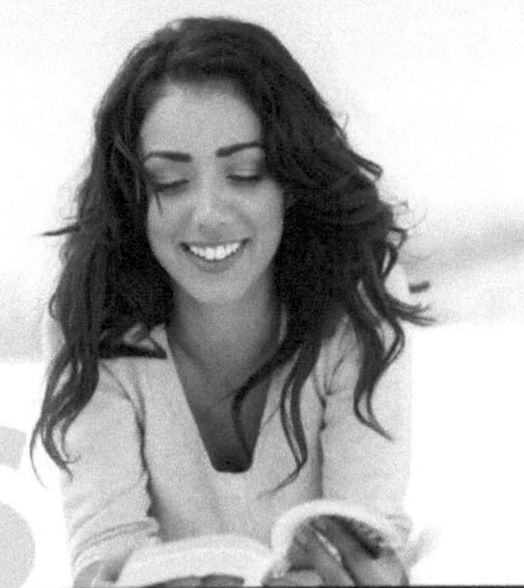

yes
I want morebooks!

Buy your books fast and straightforward online - at one of world's fastest growing online book stores! Environmentally sound due to Print-on-Demand technologies.

Buy your books online at
www.morebooks.shop

¡Compre sus libros rápido y directo en internet, en una de las librerías en línea con mayor crecimiento en el mundo! Producción que protege el medio ambiente a través de las tecnologías de impresión bajo demanda.

Compre sus libros online en
www.morebooks.shop

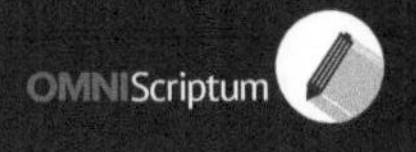

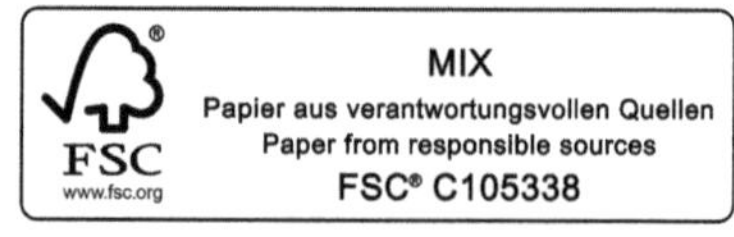

Printed by Books on Demand GmbH, Norderstedt / Germany